Silber | Gracher

Und ab morgen bin ich schlank

Alexandra Silber | Philipp Gracher

Und ab morgen bin ich SCHLANK

Von 100 Kilo auf 60 in einem Jahr – ohne Jojo-Effekt

GOLDEGG VERLAG

Fotorechte: Autorenfoto Alexandra Silber von Michael Felix Denk
Autorenfoto Philipp Gracher von Thomas Maria Laimgruber
(www.laimgruber.com)

Es wird ausdrücklich darauf hingewiesen, dass als Vorsichtsmaßnahme jede Lebensumstellung und jedes sportliche Training mit einem Arzt oder einer Ärztin abgestimmt werden sollte und die im Buch enthaltenen Vorschläge und Meinungen nicht die Absprache mit einem Arzt ersetzen könnte.

Der Verlag und seine Autoren sind für Reaktionen, Hinweise oder Meinungen dankbar. Bitte wenden Sie sich diesbezüglich an: verlag@goldegg-verlag.com

ISBN Print: 978-3-902729-07-1

Mommsengasse 4/2 • A-1040 Wien
Telefon: +43 (0) 1 5054376-0
E-Mail: office@goldegg-verlag.com
http://www.goldegg-verlag.com
Herstellung: Goldegg Verlag GmbH
Druck: CPI Moravia Books

Meinem Sohn Felix
in Liebe und Dankbarkeit.

Alexandra Silber

Wir widmen dieses Buch all jenen,
die schon immer ihre Lebensumstände ändern
und mehr Schwung und Leichtigkeit
in ihren Alltag bringen wollten,
sich dazu bisher aber nicht aufraffen konnten.
Nur Mut!
Auch Sie können es schaffen!

Alexandra Silber und *Philipp Gracher*

Wenn es einen Glauben gibt,
der Berge versetzen kann, ist es der Glaube
in die eigene Kraft.
(Marie von Ebner-Eschenbach)

Vorwort

Liebe Leserin, lieber Leser!

Vielleicht denken Sie sich, nachdem Sie das Buch gerade durchblättern: Aha, schon wieder ein Abnehm-Ratgeber, der tausendste absolut sichere Weg, im Handumdrehen schlank zu werden ... Wenn Sie zweifeln, haben Sie vollkommen recht!

Das vorliegende Buch ist nämlich ganz und gar kein klassischer Abnehm-Ratgeber, wie es bereits sehr viele am Markt gibt. Im Gegenteil: Es erzählt meine persönliche Geschichte, wie es mir gelungen ist, 40 kg Gewicht abzunehmen und letztendlich doch noch ein sportlicher Mensch zu werden.

Was dieses Buch nicht kann: Es kann (leider!) keine Kilos wegzaubern. Es verspricht auch nicht, dass es Ihnen nach der Lektüre mühelos gelingen wird, binnen kürzester Zeit – quasi wie im Schlaf – viele Kilos loszuwerden! Es beschreibt allein meinen persönlichen Weg, wie es eben mir selbst gelungen ist, mein Leben zu ändern. Mein Co-Autor und Coach, Philipp Gracher, ergänzt meine Geschichte um fachliche Aspekte und Hinweise, weil ich davon überzeugt bin, dass es viele Leute gibt, denen es ähnlich ergeht wie mir damals. Leute, die von den nötigen Basiskenntnissen, wie dem richtigen Training, der Pulsmessung und anderen sportwissenschaftlichen Fakten, bislang nicht viel wissen.

Das Buch soll Sie dazu animieren, es mir nachzumachen. Es soll Mut machen, es ebenfalls zu versuchen. Vielleicht ist aber Ihr Weg ein ganz anderer, als es meiner war. Letztendlich ist es ja auch egal, auf welchem Weg man sein Ziel erreicht – solange man das Ziel nicht aus den Augen verliert und tatsächlich heil und gesund ankommt. Es ist wie manchmal beim Wandern: Der vermeintliche Umweg stellt sich bei näherer Betrachtung als durchaus lohnender, neuer Weg mit schöner Aussicht und neuen Perspektiven heraus.

Ich habe versucht, den Humor nicht zu kurz kommen zu lassen. Das Thema Abnehmen ist ja nicht unbedingt von vorneherein ein recht lustiges, unterhaltsames und ich habe immer empfunden, dass es leichter geht, wenn man sich der Sache mit einem gewissen Augenzwinkern nähert und sich selbst dabei nicht ganz ernst nimmt.

Die Idee zu diesem Buch stammt ursprünglich von meiner Freundin und Arbeitskollegin Paula, die schon vor einiger Zeit dazu anregte, meine Erfahrungen rund ums Abnehmen zu veröffentlichen. Ich habe lange gezögert, das tatsächlich zu tun, weil ich – ebenso wie mein Co-Autor – keinerlei Ausbildung im Schreiben habe. Sehen Sie uns daher bitte gewisse Mängel im Ausdruck oder der Sprache nach. Dieses Buch ist in relativ kurzer Zeit neben Familie und Beruf entstanden und ist unser beider „Erstling".

Als aufmerksamer Leser wird Ihnen vielleicht auffallen, dass es eine kleine Diskrepanz bei der Angabe des Gewichts gibt. Am Cover finden Sie die Angabe „von 100 Kilo auf 60 in einem Jahr", tatsächlich waren es aber 97,8 Kilogramm und später 57,8 Kilogramm. Weil das jedoch nicht annähernd so schön „rund" klingt, wie ich es damals war, haben wir uns zu dieser minimalen Anpassung entschieden. Ich hoffe, Sie verzeihen uns diese kleine werbetechnische Aufrundung.

Dieses Buch richtet sich gleichermaßen an Männer und Frauen, auch wenn wir die Erfahrung gemacht haben, dass Frauen eher dazu bereit sind, auf ihren Körper zu hören und etwas zu verändern, als Männer, die häufig als „von Natur aus schön" bezeichnet werden.

Wir wünschen Ihnen viel Spaß beim Lesen und hoffen, dass auch für Sie der eine oder andere Tipp oder eine fachliche sportwissenschaftliche Ergänzung dabei ist, die Ihnen dabei helfen wird, Ihren Körper besser zu verstehen und Ihrem Schweinehund ein Schnippchen zu schlagen.

Wien, März 2010 *Alexandra Silber & Philipp Gracher*

Inhaltsübersicht

Inhaltsverzeichnis

Einleitung – Oder: Ein kurzer Gruß vom Schweinehund

Gestatten Sie, dass ich mich vorstelle? Ich bin der Schweinehund, fallweise auch der „innere" Schweinehund genannt. Mein Name tut jedoch nichts zur Sache. Ich habe überall mein Zuhause, auch bei Menschen, die sonst gerne von sich behaupten, dass sie Hunde nicht mögen. Nun – ich bin ja auch nicht irgendein Hund ...

Ich bin es, der dafür Sorge trägt, dass Sie bei schlechtem Wetter nicht hinausgehen, damit Sie sich dabei keine Erkältung holen. Ich sorge dafür, dass Sie sich auch wirklich ordentlich ausruhen und gemütlich am Sofa Ihre Zeitung lesen, anstatt sich bei einer – aus meiner Sicht sowieso vollkommen unnötigen – Sporteinheit abzustrampeln. Ich sorge auch dafür, dass von den Weihnachtskeksen nichts übrig bleibt und von der Geburtstagstorte ebenso wenig. Kurzum: Ich bin derjenige, der darauf achtet, dass Sie auch wirklich etwas vom Leben haben und sich Entspannung und Genuss gönnen!

Bei Alexandra führte ich über viele Jahre ein äußerst beschauliches, sorgenfreies Schweinehund-Dasein. Wir waren ein wirklich gut eingespieltes Team und sie machte folgsam und brav all das, was ich ihr so einflüsterte. Keine sportlichen Exzesse, stets ausreichend kulinarische Köstlichkeiten – ach, die anderen Schweinehunde haben mich um mein paradiesisches Leben beneidet.

Eines Tages nahm sie mich jedoch völlig unvorbereitet an die kurze Leine und begann, an mir herumzuerziehen.

Das kann ich ja überhaupt nicht leiden! Ich versuchte zu sabotieren, was ging, aber die gute Frau ist sehr hartnäckig geblieben.

Seit damals habe ich kein lustiges Leben mehr. Ich bekomme nur mehr ungesundes Grünzeug und Körnerfutter vorgesetzt, kaum noch Torten und Schokolade und sie hetzt mich bei jeder Witterung hinaus ins Freie (und behauptet dann auch noch allen Ernstes, dass ihr das gut tut)! So kommt es auch, dass ich mittlerweile längst nicht mehr so hübsch aussehe wie der schöne Schweinehund links auf dem Cover dieses Buchs, sondern immer mehr dem rechten, armen, zarten, unterernährten Hündchen ähnle. Ein Jammer!

Gelegentlich versuche ich ja, sie wieder auf den alten, richtigen Weg zurückzuführen. Es nützt aber leider nicht das Geringste und bereits nach kurzer Zeit macht sie wieder mit voller Power weiter und hetzt mich zur Strafe gleich doppelt so oft ins Freie.

Ich persönlich finde ja, dass wir beide es früher deutlich gemütlicher hatten, meist entspannt am Sofa liegend. Sie behauptet hingegen ernsthaft, es sei ihr noch nie so gut gegangen wie heute ... das ist allerdings Ansichtssache, wenn Sie mich fragen!

Wollen Sie wissen, wie das alles kam und was sie mit mir angestellt hat? Dann lesen Sie am besten gleich weiter! Aber – ein kleiner Tipp von mir – vergessen Sie nicht, sich eine schöne große Kekspackung und etwas Leckeres zu trinken zu holen, damit wenigstens die anderen Schweinehunde weiterhin ein sorgenfreies Leben führen können ...

Mein kiloschweres Leben

„Es gibt nicht nur die ewig Gestrigen,
es gibt auch die ewig Morgigen."
(Erich Kästner)

Darf ich mich Ihnen ebenfalls etwas näher vorstellen? Mein Schweinehund hat sich ja kurzerhand in das Buch gemogelt und bereits vorgestellt. Nun möchten Sie bestimmt wissen, mit wem Sie es die nächsten Seiten über sonst noch so zu tun haben. Hier also ein paar Details über mich:

Ich heiße Alexandra Silber, bin (noch) 41 Jahre alt, verheiratet und habe einen neunjährigen Sohn. Als gebürtige Mostviertlerin lebe ich schon seit vielen Jahren in Wien,

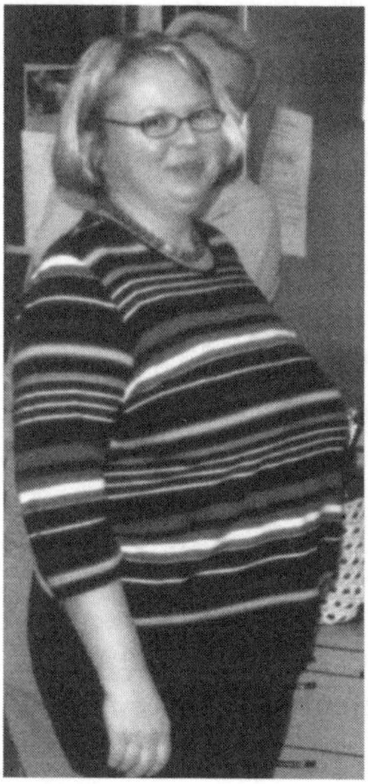

wohin es mich wegen der weiteren Schulausbildung und der Arbeit „verschlagen" hat. Abgesehen von der Tatsache, dass ich neuerdings (durchaus zu meiner eigenen Überraschung) auch Bücher schreibe, arbeite ich als Teilzeit-Angestellte in einem Büro in Wien und versuche, wie viele Frauen, Familie, Beruf und Freizeit unter einen Hut zu bekommen – was nicht immer so einfach ist.

Wie Ihnen aufgrund der Buchinformation aufgefallen sein wird, gehöre ich jetzt – seit noch nicht allzu langer Zeit – zu den schlanken Menschen. Das war jedoch nicht immer so, ganz im Gegenteil.

Um herauszufinden, welche Gründe für mein Übergewicht und den falschen Lebensstil ausschlaggebend waren, muss man wohl ein wenig weiter in die Vergangenheit zurückgehen.

Ich war schon als Kind nicht gerade sportlich oder sportliebend. Wenn man, so wie ich, am Land aufwächst, ist ein gewisses Minimum an Bewegung sowieso Grundvoraussetzung. Rad fahren ist zum Beispiel quasi Pflicht, weil man als Kind sonst kaum von einem Ort zum anderen kommt.

Auch geschwommen bin ich immer sehr gerne, was zum einen daran lag, dass das (leider mittlerweile nicht mehr existierende) Freibad unseres Ortes in Sichtentfernung zu meinem Elternhaus lag, zum anderen möglicherweise auch daran, dass ich schon als kleines Kind einen Schwimmkurs machen durfte und Schwimmen daher lange Zeit eine der wenigen Sportarten war, die ich wirklich richtig gelernt und daher auch ganz gut beherrscht habe.

Sonst war in sportlicher Richtung aber eher weniger mit mir anzufangen. In meiner unmittelbaren Nachbarschaft gab es kaum Kinder und als ich in die Schule kam, war ich, was die üblichen Ballspiele betrifft, schrecklich ungeschickt. Das war ein schlechter Einstieg in die Schulturnstunden, der sich auch in ähnlicher Weise fortgesetzt hat. Wenn ich mich heute an meine Turnstunden erinnere, dann schüttelt es mich sofort! Ich war diejenige, die nicht auf das Reck hinaufkam und von der halben Klasse gestützt und geschoben werden musste, damit so etwas Ähnliches wie ein Felgaufschwung zustande kam. Auf Seile, Ringe oder Stangen kam ich überhaupt nicht hinauf und hing dort im untersten Bereich herum wie das sprichwörtliche „Mehlsackerl“. Am Bock, auch so ein kindliches Trauma, blieb ich regelmäßig oben „picken“ – von Drüberspringen war keine Rede und von Eleganz erst recht nicht. Kein Wunder also, dass ich mich für diese Art der Betätigung schon sehr bald nicht mehr erwärmen konnte und froh war, wenn die Turnstunde gelegentlich (für mich viel zu selten) ausfiel.

Auch an die unvermeidbaren Übungen im Freien oder an diverse Sportveranstaltungen habe ich keinerlei angenehme Erinnerungen: Beim Laufen wurde ich grundsätzlich Letzte und trabte regelmäßig geplagt von heftigem Seitenstechen und mit tomatenrotem Kopf, dem Zusammenbruch nahe, ins Ziel. Das Wort „Weitspringen“ für das zu verwenden, was ich zusammenbrachte, ist wahrscheinlich ein Witz per se.

Kurzum: Wenn nicht gelegentlich in den Wochen vor Schulschluss eine Stunde Schwimmen am Programm stand, war Sport immer äußerst unlustig für mich.

Auch die unabwendbaren Schulskikurse waren ein Kapitel für sich. Es wird Sie wahrscheinlich nicht überraschen, dass ich immer in der letzten Gruppe, also jener mit den eher talentlosen Skifahrern, eingeteilt war. Dort war ich zu allem Überfluss auch stets das „Schlusslicht“. Ich kann mich leider nur allzu genau daran erinnern, dass ich immer als Allerletzte den Hügel hinuntergekurvt kam. Alle anderen waren schon längst versammelt und mussten auf mich warten. Kaum war auch ich endlich angekommen, fuhren die anderen, denen schon längst kalt und langweilig geworden war, sofort wieder weiter. Am Ende eines solchen Tags stand ich immer kurz vor dem Zusammenbruch. Es ist wohl wenig erstaunlich, wenn ich Ihnen sage, dass mir Skifahren auf diese Art und Weise überhaupt keinen Spaß machte.

Häufig wurde ich ausgespottet und verlacht, weil ich

so schrecklich ungeschickt war. Das machte es natürlich auch nicht gerade besser – wer will sich schon ständig der Lächerlichkeit preisgeben und sich von anderen bloßstellen lassen? Kinder können untereinander ziemlich ekelhaft und gemein sein. Das bekam ich schon früh zu spüren …

Meine Mutter, die, im Gegensatz zu mir, schon immer sehr viel für Bewegung übrig hatte, meldete mich auch immer wieder zu Wanderungen des Alpenvereins an. Dort war die Situation ähnlich wie in den Schulstunden: Mir machten derlei Wanderungen keinen Spaß und ich war immer eine der letzten, die irgendwo ankam – grundsätzlich erschöpft und wenig begeistert. Das führte einmal sogar dazu, dass sie mich aus Tirol vorzeitig abholen musste, wo ich erschöpft und krank vor Heimweh herumlag, bis unser Auto endlich vor der Tür stand. Danach waren diese Ausflüge wenigstens kein Thema mehr.

Als sich dann, viele Jahre und ungezählte Frusterlebnisse mit sportlichen Aktivitäten später, die Schultore endgültig hinter mir schlossen, war mir eines klar: Ich würde nie, nie, nie mehr freiwillig auch nur irgendeinen Sport machen! Ich war felsenfest davon überzeugt, dass ich in all den Jahren davor bereits genug Schmach erlitten hatte, der für den Rest meines Lebens reichte.

Im Nachhinein betrachtet finde ich es allerdings unglaublich schade, dass ich nie eine Turnlehrerin hatte, die die Herausforderung angenommen und versucht hatte, aus mir einen sportlicheren Menschen zu machen.

Mittlerweile, einige weitere Erfahrungen reicher, bin ich nämlich davon überzeugt, dass es für jeden Menschen zumindest eine geeignete Bewegungsform gibt, die nicht nur gesund ist, sondern auch Spaß machen kann. Schade, dass ich die längste Zeit über nie jemanden getroffen habe, der imstande war, mir genau das zu vermitteln!

Solange ich zu Hause gewohnt habe, war meine Ernährung immer ziemlich ausgewogen und gesund. Meine Mutter kochte grundsätzlich selbst, abwechslungsreich und täglich frisch. Da wir einen großen Garten hatten, kam auch regelmäßig Gemüse und Obst auf den Tisch. Allerdings muss ich zugeben, dass ich schon als Kind eine ausgesprochene Schwäche für Süßigkeiten hatte und ich daher schon sehr früh relativ pummelig war. Richtig dick oder gar fettleibig war ich damals aber (noch) nicht. Dafür sorgte nicht zuletzt meine Mutter, die mit Argusaugen über meinen Konsum von Süßigkeiten wachte.

Im Teenageralter besuchte ich, aus praktischen Überlegungen, verschiedene Internate, weil die tägliche Fahrt zu den ausgewählten Schulen aus Gründen der Entfernung nicht möglich war. Die Schulausspeisungen waren so, wie man sie eben kennt, ich kann daher nur festhalten, dass der schlechte Ruf, der ihnen vorauseilt, leider durchaus seine Berechtigung hat. Da der Zugang zum Essen zu dieser Zeit noch sehr beschränkt war und das Taschengeld nicht nur für Süßigkeiten, sondern auch für andere für Teenager „lebenswichtige" Käufe reichen musste, war das Übergewicht damals noch kein allzu großes Thema. Ich war allerdings nach wie vor eher pummelig und schrecklich unsportlich. Damals begann ich bereits die ersten Diätversuche, weil ich auch gerne so schlank und fit gewesen wäre wie meine Schulkameradinnen. Dennoch sah man – im Gegensatz zu heute – das Thema noch einigermaßen entspannt. Das über die Medien propagierte Schlankheitsbild war zu jener Zeit noch ein ganz anderes, als es das heute ist und vom Internet und seinen Informationsmöglichkeiten konnte man in meiner Jugendzeit noch nicht einmal träumen.

In späterer Folge, als ich in Wien lebte und für mich und meinen Haushalt erstmals alleine verantwortlich war, haben sich nach und nach viele schlechte Angewohnheiten eingeschlichen. Da hatte ich ja niemanden mehr, der ein bisschen auf das schaute, was ich so trieb.

Ich kochte mir nicht immer frisch – für eine Person war das zu mühsam, das Abwaschen danach (selbstverständlich „per Hand") freute mich ohnedies gar nicht und nahezu an jeder Straßenecke gab es ja genügend Möglichkeiten, zu Essen zu kommen. Also wozu sollte ich mich hinstellen und lange kochen?

Wenn ich mir ab und zu etwas kochte, waren das eher die Klassiker der Hausmannskost. Um ganz ehrlich zu sein: Ich überlegte gar nicht erst, ob das, was ich zubereitete oder aß, gesund war oder vielleicht gar zu üppig. Hauptsache, es schmeckte!

Es gab damals auch kaum eine Kalorie, die mir nicht schmeckte – ob Pizza, Lasagne, Schnitzel, Nudelgerichte oder auch leckere Desserts – ich fand mir immer etwas! Den Salat und das Gemüse ließ ich hingegen weg.

Beides machte mir zu viel Arbeit bei der Zubereitung und auf den geschmacklichen Aspekt konnte ich ebenfalls verzichten. Auch für Fisch konnte ich mich nicht unbedingt erwärmen – für Desserts dafür umso mehr! Ich genoss es, das essen und einkaufen zu können, worauf ich gerade Lust hatte. Keiner meckerte herum und erklärte mir, dass es zu viel oder das Falsche war.

So wurde ich im Lauf der Jahre unmerklich, aber stetig immer übergewichtiger. Dieser Prozess wurde gelegentlich von kurzfristigen Diäten mit meist genauso kurzfristigen Erfolgen unterbrochen. Natürlich hatte ich ein schlechtes Gewissen wegen meines Übergewichts und ehrlich gesagt, fand ich auch nicht, dass ich besonders toll aussah.

Irgendwie war der innere Schweinehund meist stärker und nach Diätversuchen hatte ich nach kurzer Zeit wieder das Gewicht erreicht, das ich vorher hatte – oft genug war es sogar noch mehr.

Mittlerweile weiß ich auch, weshalb die Versuche abzunehmen, nie wirklich funktionierten und nie von langer Dauer waren: Kaum hatte ich nach einigen harten Wochen voller Disziplin und Enthaltsamkeit das Wunschgewicht einigermaßen erreicht, sah ich das als Freibrief an, endlich wieder so leben zu können wie vorher. Kein Wunder, dass das Gewicht auf diese Weise sehr schnell wieder auf dem ursprünglichen Niveau war.

Als ich mit meinem Sohn schwanger war, bemühte ich mich die ganze Zeit über sehr, möglichst gesund zu essen und nicht zu viel zuzunehmen, weil ich dem Ungeborenen nicht schaden wollte. Kaum war er auf der Welt, glücklicherweise gesund und munter, entglitt mir dann durch die viele ungewohnte Freizeit zu Hause und dem verschobenen Tagesrhythmus endgültig alles. Ich war häufig erschöpft und müde und hatte den Eindruck, keine Zeit zum Kochen zu haben. So griff ich immer öfter zu Keksen oder anderen Naschereien, die leicht eingekauft und verfügbar waren, ohne dass ich etwas vorbereiten oder herrichten musste.

Auf diese Weise stieg mein Gewicht rasant an und irgendwann passte mir meine Kleidung einfach nicht mehr, ich war bei Konfektionsgröße 50/52 angelangt! Anstatt zu diesem Zeitpunkt endlich die Notbremse zu ziehen, pilgerte ich erstmals in „Fachgeschäfte für Übergrößen“ und kaufte dort, gefrustet, Kleidung ein, die mir überhaupt nicht gefiel und wahrscheinlich auch nicht besonders gut stand.

Die Auswahl in diesen Geschäften hat mich zu keiner Zeit jemals begeistern können und so stand, quasi als krönender Abschluss, häufig ein Besuch in der Konditorei am Ende dieser Einkäufe auf meinem Plan. Dort versuchte ich, meinen (berechtigten) Frust mit einer üppigen Schokotorte oder anderen Köstlichkeiten zu bekämpfen. Auf diese Art wurde es natürlich auch nicht besser – ganz im Gegenteil! Genossen habe ich die Desserts nämlich keineswegs, sie waren nur das Ventil, um meinen Frust abzulassen – ein echter Teufelskreis!

Jahrelang konnte ich keine flotte Mode tragen und überhaupt nicht von „Ausverkaufsschnäppchen" profitieren. Nein, bei mir musste es stets der Canossagang zum Geschäft für Übergrößen sein. So investierte ich immer nur ein Mindestmaß an Geld in meine Bekleidung, weil ich die Sachen in erster Linie grauenhaft und zudem auch überteuert fand. Brauchte ich etwas Schickes zu einem speziellen Anlass, stellte mich das immer vor ziemliche Herausforderungen, weil ich selten etwas fand, das mir passte und auch gefiel. Das Entscheidungskriterium für einen Kauf war dann zumeist auch die Frage „Bring' ich das gute Stück über meinen ‚Luxuskörper' drüber, ohne dass der Reißverschluss schon in der Kabine platzt?" Farben, Material oder gar der Preis spielten dabei stets eine untergeordnete Rolle. Rasch während eines Urlaubs vor Ort ein Kleidungsstück als Ersatz oder Ergänzung zu kaufen, war bei Konfektionsgröße 50/52 einfach nicht möglich und so musste ich immer für alle Eventualitäten gerüstet sein, weil ich ja wusste, dass ich kaum jemals die Möglichkeit haben würde, etwas nachzukaufen. Insgeheim habe ich die anderen beneidet, die sich spontan ein hübsches T-Shirt oder einen süßen Sommerrock im Urlaub kaufen konnten.

Ich hatte meist dieselben Sachen an, die mir – und vermutlich auch den Menschen in meiner Umgebung, die sie laufend und ständig zu sehen bekamen – zum Hals heraushingen.

Gelegentlich hoffnungsfrohe Besuche in „normalen" Geschäften endeten grundsätzlich mit Frust. Nicht nur, dass ich grundsätzlich nie etwas fand, das passte, ich bekam auch häufig ungefragt eine spitze Bemerkung einer mehr oder weniger qualifizierten Verkaufskraft zu hören, die mich dann wissen ließ, dass man in diesem Geschäft „solche Größen“ nicht führe.

Was liegt dann näher, als – mal wieder – den berechtigten Kummer in der nächstgelegenen Konditorei zu bekämpfen? Vielleicht bei einer schönen Cremeschnitte oder einer anderen lukullischen Köstlichkeit? Oft genug ist es dann auch nicht bei dem einen Stück geblieben. Kein Wunder, dass mein Schweinehund damals, aus seiner Sicht, ein wahrhaft paradiesisches Leben bei mir führte!

Rückblickend frage ich mich heute manchmal, weshalb dieses Frustpotenzial nicht ausgereicht hat, um etwas zu verändern. Ich habe unter meinem Zustand wirklich sehr gelitten und hätte so gerne altersentsprechend modische Kleidung, beispielsweise enge Jeans, Bikinis und schöne Sommerkleider getragen.

Vielleicht denken Sie an dieser Stelle völlig zu recht, dass es ja auch übergewichtige Menschen gibt, die sehr gepflegt aussehen, chic gekleidet sind und eine ganz besondere, durchaus dynamische Erscheinung haben. Dazu kann ich nur sagen: Ich persönlich empfand es immer als Belastung und als bedrückend, so stark übergewichtig zu sein. Immerhin waren es bei mir ja nicht nur einige wenige Kilos, die ich zu viel auf den Rippen hatte.

Zu keinem Zeitpunkt sah ich mich als lustige, gemütliche Dicke – auch wenn ich selbstverständlich durchaus Humor hatte und er mir hoffentlich auch nicht mit den verlorenen Kilos abhanden gekommen ist. Das ist eben meine persönliche Sicht der Dinge. Grundsätzlich finde ich, dass jeder sein Wohlfühl-Gewicht an einer anderen Position der Skala hat – die ärztliche Meinung oder das gesellschaftliche Rollenbild haben damit nur am Rande etwas zu tun. Natürlich gibt es übergewichtige Menschen, die sportlich und agil sind und sich, wie schon erwähnt, durchaus modisch und chic kleiden. Ich selbst war mit meiner persönlichen Lebenssituation nie zufrieden und haderte mit meinem Aussehen – ohne jedoch die längste Zeit über ernsthafte Konsequenzen daraus zu ziehen.

Stattdessen aß ich in all diesen Jahren ganz einfach, was mir schmeckte. Über die Menge und die Inhaltsstoffe machte ich mir, offen gesagt, keine Gedanken. Hatte ich Lust auf Pizza, dann aß ich eine. Hatte ich im Anschluss daran Lust auf Schokolade, dann aß ich sie. War die Tafel Schokolade schließlich verputzt (mit einer lächerlichen Rippe fand ich natürlich nicht das Auslangen, was dachten Sie denn?) und ich wurde durstig, dann trank ich eben eine Flasche Cola. So ging das die meiste Zeit. Gelegentlich kochte ich sogar selbst, das waren aber auch häufig jene Gerichte aus der ungesunden Kategorie: Nudeln mit Oberssaucen, Schweinsbraten, Schnitzel & Co.

Mit diesen Essgewohnheiten war es kein Wunder, dass ich bald aussah, wie Obelix' Cousine – vielleicht mit der Einschränkung, dass meine Frisur nicht ganz so originell war und ich keinen Helm trug.

Ich hatte wenig bis gar kein Selbstbewusstsein – weshalb auch? Weil ich in der Kleidung aus dem Geschäft für Übergrößen so sensationell gut aussah? Um diesen Frust zu kompensieren, aß ich zum Trost etwas Süßes und so ging das immer weiter. Genau genommen konnte ich die ganze Zeit über nicht aufhören zu essen: Ich aß, wenn ich traurig war, aß, wenn ich Stress hatte, aß, wenn mir langweilig war, aß aus Frust, aß, um mich zu trösten, und ja, natürlich auch, weil es mir schmeckte und ich dann bessere Laune hatte und das Essen auch genoss. Sie sehen schon, die Liste ließe sich vermutlich noch weiter fortsetzen. Fazit: Ich zeigte ein klassisches Suchtverhalten!

Es ist leider überhaupt keine Übertreibung, wenn ich

Ihnen sage, dass sich meine Gedanken den Großteil des Tages ausschließlich um das Thema Essen drehten!

War ich eingeladen, aß ich meist zu Hause schon ausgiebig, weil ich mir in Gegenwart der Gastgeber den Bauch nicht allzu voll schlagen und mich keinen Peinlichkeiten aussetzen wollte. Auf diese Weise kam mein Körper regelmäßig zu zwei ausgiebigen, vollwertigen Mahlzeiten innerhalb kürzester Zeit! Heute ist das für mich nicht mehr vorstellbar, aber damals war das Realität!

Mir war schon sehr bald bewusst, dass ich meiner Gesundheit mit dieser Lebensweise nichts Gutes tat. Und ganz ehrlich: Ich hatte deshalb häufig ein schlechtes Gewissen. Mich dazu aufraffen, etwas an meinem Lebensstil zu ändern, konnte ich aber nicht oder immer nur sehr kurzfristig.

Natürlich war mir stets klar, dass ich mir mit dieser Lebensweise Schaden zufügte. Die „internistischen Probleme", wie Bluthochdruck, zu hohe Cholesterinwerte oder auch ein zu hoher Körperfettanteil, waren mir ebenfalls bekannt. Um ganz offen zu sein: Es war mir aber insofern egal, als diese Erscheinungen keinerlei Probleme, Schwierigkeiten oder gar Schmerzen verursachten.

Es ist auch nicht so, dass ich mich unterbrochen schlecht gefühlt hätte. Gut, ich war relativ häufig erkältet und hatte zumindest zwei bis drei grippale Infekte im Jahr, die mich ins Bett zwangen. Aber das haben andere Leute ja auch, oder? Gelegentliche Kopfschmerzattacken haben auch dünne Menschen, nicht nur Übergewichtige.

Mit dem Rest „arrangierte" ich mich. Die Kurzatmigkeit beim Treppensteigen umging ich, indem ich eben gleich mit der Rolltreppe fuhr, die „Wanderung" zum Heurigen begann bei mir mit dem Einkehrschwung und auch sonst kann man, vor allem in der Großstadt, recht gut in relativer Bewegungslosigkeit leben. An allen Ecken gibt es Stationen der öffentlichen Verkehrsmittel und so war ich selten versucht, besonders weit zu Fuß gehen zu müssen. Ich ging mit dem Kinderwagen im näheren Umkreis zu Fuß und erledigte meine Besorgungen – damit war mein Bewegungs-Plansoll allerdings auch schon wieder erreicht.

Auf diese Weise konnte ich aber bei vielen Aktivitäten im Familien- oder Freundeskreis nicht mitmachen. Raffte ich mich doch dazu auf, dann machte mir das – wenig überraschend – keine Freude, weil mich schon kurze Wanderungen in der Ebene regelrecht aus der Puste brachten. Der Spaßfaktor ist in diesem Fall natürlich endenwollend – und zwar für alle Beteiligten.

Was ich noch in sehr lebendiger, durchaus schmerzlicher Erinnerung habe, ist die Tatsache, dass man als übergewichtiges Individuum gerne stigmatisiert und als Mensch zweiter Klasse behandelt wird. Das zeigt sich in Unfreundlichkeiten oder Unhöflichkeiten genauso wie in fallweise geäußerten Beschimpfungen. Oft genug musste ich das erleben – und ich habe stets darunter gelitten!

Wahrscheinlich waren es genau diese immer wieder vorkommenden, teilweise sicher auch unbeabsichtigten oder gedankenlosen Kränkungen, die mich am meisten gestört oder auch verletzt haben. Ich habe mir im Lauf der Zeit eine dicke Haut zugelegt, mit scharfzüngigem Sarkasmus auf Angriffe oder Beleidigungen reagiert und nur ganz wenigen Menschen mein wahres Ich gezeigt. Zu keinem Zeitpunkt war ich jedoch die gemütliche, faule Dicke, für die mich sicher einige Menschen gehalten haben.

War ich mit meinem Sohn auf dem Spielplatz, konnte ich nicht gut mit ihm mithalten. Er war, wie fast alle Kleinkinder, hurtig unterwegs und bewegte sich nahezu den ganzen Tag in oft atemberaubender Geschwindigkeit. Häufig fühlte ich die Blicke der anderen Mütter auf mir ruhen, wenn ich mich erschöpft auf eine Bank setzte und mich mit einer mitgebrachten Jause stärkte. Ich konnte deren Gedanken förmlich erahnen. Es wird Sie wenig verwundern, dass ich mich dann für mein Aussehen und mein Gewicht schämte, auch wenn niemand direkt etwas zu mir sagte.

Mittlerweile ging ich nicht einmal mehr gerne schwimmen – einfach, weil ich in meinem Badeanzug grauenhaft aussah und auch im Schwimmbad den Eindruck hatte, alle Welt würde mich anstarren. Leider ist man dort ja nicht die ganze Zeit über im Wasser, sondern muss irgendwann auch wieder heraus. Daher machte mir nicht einmal mehr diese sportliche Betätigung Spaß.

Beispielhaft für diese Zeit ist auch die Tatsache, dass meine Kollegin neulich beim Einkleben von Fotos diverser Abteilungsfeierlichkeiten früherer Zeiten mir gegenüber feststellte, dass ich mich damals wohl sehr geschämt haben müsse, weil ich auf ausnahmslos allen Fotos immer in der hintersten Reihe im hintersten Winkel stehe und man meist nur einen kleinen Teil meines Körpers sieht. Nicht wirklich überraschend, oder?

Das hat sich mittlerweile deutlich verändert, auch wenn ich nach wie vor der Ansicht bin, nicht besonders fotogen zu sein und auch heute noch lieber hinter der Kamera stehe als davor.

Meinen Mann schien mein Übergewicht zu keinem Zeitpunkt nur halb so zu stören wie mich selbst. Später räumte er einmal ein, dass es mir wahrscheinlich gut getan hätte, wenn er zu einem früheren Zeitpunkt Kritik an mir geäußert und mich damit vielleicht schon eher zu einer Veränderung bewegt hätte. Da er aber weiß, dass ich in dieser Hinsicht gleichermaßen stur und auch sensibel bin, hat er es lieber gelassen – wohl auch, um mich nicht zu verletzen. Ich bin auch heute noch froh darüber, dass er mich zu keinem Zeitpunkt wegen meines Gewichts unter Druck gesetzt hat. Ich habe schon von anderen Frauen, die wesentlich schlanker sind, als ich es damals war, gehört, dass ihre Partner teilweise unerbittlich in ihrer Kritik und damit häufig sehr verletzend sind. Immerhin blieb mir das erspart. Es hätte vermutlich auch nichts oder nur wenig an meiner Situation geändert, weil ich dann vor lauter Trotz erst recht nichts in die richtige Richtung unternommen hätte, sturköpfig, wie ich nun mal bin.

Es ist durchaus nicht so, dass ich früher ein ungepflegtes, unzivilisiertes Geschöpf ohne jegliche Interessen und Manieren war. Ich war interessiert an Kunst und Kultur, ging regelmäßig in Konzerte und in die Oper, las viel (bevorzugt Kochbücher), besuchte Ausstellungen und ging gerne und oft gut essen. Ich war also durchaus aktiv, nur eben eher auf einer geistigen als auf einer körperlichen Ebene.

Mit Sport stand ich – wohl wenig überraschend nach all den Erfahrungen aus meiner Kindheit – auf Kriegsfuß. Es gibt aber auch eine Menge sehr schlanker Menschen, die keinerlei Sport betreiben – nur sieht man es ihnen nicht auf den ersten Blick an. Bei mir hingegen war die Unsportlichkeit stets offensichtlich.

Was mich damals (so wie im Übrigen auch heute noch) immens stört(e), sind pauschale Unterstellungen, dass dicke Menschen automatisch faul, ungepflegt und häufig krank, dafür aber stets lustig und schlanke Menschen genau das Gegenteil sind.

Ich kann mit Fug und Recht behaupten, nun beide Seiten sehr gut zu kennen. Die Wahrheit ist, wie häufig, vielschichtiger: Faule und ungepflegte Menschen gibt es wohl in allen Bevölkerungsschichten – das hat mit dem Körpergewicht oft nur am Rande zu tun. Ich fühlte mich jedenfalls als übergewichtiger Mensch ebenso wenig als

„schlechter Mensch“, wie ich mich jetzt als „besserer Mensch“ fühle.

Allerdings, das ist auch unbestritten, ist mein Allgemeinbefinden jetzt wesentlich besser und natürlich auch mein Gesundheitszustand.

Insgesamt haben all diese Faktoren dazu beigetragen, dass ich innerlich immer unausgeglichener und unzufriedener wurde. Der Wunsch nach Veränderung war ohne Zweifel vorhanden. Nicht zuletzt, weil ich meinem Sohn auch ein Vorbild sein und vermeiden wollte, dass er sich für seine unattraktive und unbewegliche Mutter schämt.

Das Wissen, dass so eine Veränderung nur mit einer mühevollen Umstellung einhergehen kann, hat mich aber die längste Zeit davon abgehalten, tatsächlich damit zu beginnen.

Wie manchmal im Leben gab es auch bei mir eine Initialzündung, ein Ereignis, das dann doch noch dazu führte, dass ich meinen Lebensstil änderte. Wie das alles vor sich ging und was ich in den letzten Monaten alles erlebt habe, können Sie auf den nächsten Seiten lesen. Ich wünsche Ihnen, dass Sie diese Reise als ebenso spannend empfinden werden, wie sie für mich tatsächlich war.

Das große Abenteuer beginnt

„Wer immer tut, was er schon kann,
bleibt immer das, was er schon ist.“
(Henry Ford)

Der Anfang vom Ende meiner „starken“ Jahre begann gewissermaßen mit einem Fehltritt: Ein harmloser Schritt von der Leiter, also ein klassischer „Haushaltsunfall“.

Er war nicht besonders spektakulär und zu Beginn auch nicht schmerzhaft. Erst am nächsten Tag merkte ich, dass ich nicht gut gehen konnte und mein linkes Knie beleidigt reagierte.

Ich tat, was der Großteil der Menschheit in so einem Fall macht: Ich hoffte, dass die Schmerzen einfach von selbst wieder verschwinden würden. Das war allerdings, zu meinem Bedauern, leider überhaupt nicht der Fall. Ganz im Gegenteil: Die Schmerzen wurden von da an zum ständigen und unerwünschten Dauerbegleiter. Das war wirklich etwas vollkommen Neues für mich! Schmerzen bei jeder Bewegung, sogar im Liegen oder Sitzen, kannte ich bis zu diesem Zeitpunkt nicht und war dementsprechend missgestimmt.

Nachdem die Schmerzen offensichtlich nicht von selbst verschwinden wollten, folgte der unvermeidliche Gang zum Orthopäden, der mir sofort eine „Spritzenkur“ verordnete. Schon die Aussicht darauf ließ mich, durch und durch feige, erblassen. Leider war der Arzt dann auch noch der Ansicht, sofort damit anfangen zu wollen. Auch das noch! War ich vorher noch der Ansicht, ziemliche Schmerzen zu haben, so musste ich das beim Einstich sofort korrigieren! Die folgenden Spritzen, die jeweils kurz nacheinander folgten, waren erwartungsgemäß ähnlich unangenehm. Leider änderte sich an den Schmerzen aber nicht das Geringste und ich konnte keinerlei Besserung erkennen. Da ich ohnehin nicht gerade mit einem Übermaß an Geduld gesegnet bin, war ich in dieser Zeit restlos unausstehlich.

Ich wurde auch zu einer MRT-Untersuchung überwiesen, die aber – abgesehen von einigen Sehnen- und Knorpelschäden – keinerlei sensationelle Erkenntnisse brachte. Über die Vermittlung einer Freundin bekam ich einen Termin bei einem berühmten Kniespezialisten in einer privaten Klinik. Dort angekommen, musste ich unter anderem ein Formular über eine eventuell vorhandene Zusatzversicherung ausfüllen. Da ich mir Zahlen schlecht merken kann und die Karte nicht mithatte, ließ ich das Feld ganz einfach frei, wusste ich doch, dass dieser Termin sowieso privat zu bezahlen war.

Nach einiger Zeit wurde ich aufgerufen und in der Ordination erstaunlich rasch abgefertigt. Ein kurzer Blick auf die MRT-Bilder und schließlich sogar auch noch auf mich und dann kam der Ratschlag: „Rad fahren, Rad fahren, Rad fahren – wenn das nichts nützt, muss man wahrscheinlich operieren." Flugs stand ich auch schon wieder vor der Türe des Arztes und das fand ich dann doch einigermaßen unbefriedigend. Damit meine ich jetzt weniger die Aussicht, nicht sofort operiert werden zu müssen, sondern vielmehr die Art und vor allem die Dauer der Ordination, für die ich immerhin 100 Euro berappen musste.

Um einige Illusionen ärmer hinkte ich dann zu meinem Hausarzt, in der vagen Hoffnung, ihm würde etwas Kreatives einfallen, das meine Schmerzen schnell und vor allem ohne viel Aufwand zum Verschwinden bringen würde.

Mein Hausarzt kennt mich schon sehr lange und meinte mit dem ihm eigenen trockenen Humor, dass meine Schmerzen von Abnützungserscheinungen aufgrund meines jahrelangen Übergewichts her rühren und dass nicht nur mein rechtes, nicht untersuchtes Knie, sondern vermutlich jedes zweite Knie in Österreich in einem ähnlichen Zustand sein würde. Meinem Vorschlag, es eventuell mit einer physikalischen Therapie zu versuchen, begegnete er mit einem skeptischen Blick. Er sagte zwar nichts zu mir, aber ich wusste insgeheim ganz genau, was er sich in diesem Moment dachte. Letztendlich meinte er aber, ich könne es ja zumindest versuchen. Nun, das wirkte auch nicht gerade hoffnungsfroh, aber was macht man nicht alles, um lästige Schmerzen wieder loszuwerden?

Also ab zur nächsten Station: Das Physikalische Institut. Seit einiger Zeit muss man sich vor Beginn der Behandlungen dort nochmals von einem Arzt untersuchen lassen, der nachprüft, ob die Verschreibung in der vorliegenden Form durchgeführt werden kann. Daher musste ich wieder einen neuen Termin ausmachen.

Dort folgte dann das für mich entscheidende Gespräch, das mich endlich zum Umdenken bewegte.

Der Arzt fragte mich zunächst, was ich denn schon alles unternommen hatte. Als er hörte, dass ich auch bei jenem berühmten Knie-Spezialisten einen Termin gehabt hatte, war er verwundert, dass ich nicht operiert worden war. Ich meinte, dass es unter Umständen daran liegen könnte, dass ich damals „vergessen" hatte, meine Zusatzversicherung anzugeben.

Danach redete er so richtig Tacheles mit mir und stellte nach einem Blick auf mich, meine MRT-Bilder und die Verschreibung ebenso trocken wie leider völlig zutreffend fest, dass die physikalische Therapie überhaupt nichts nützen würde, wenn ich nicht endlich meinen Lebensstil änderte. „Heute sind es die Knie, in ein paar Jahren die Hüften, dann die Schultern und schlussendlich der gesamte Bewegungsapparat. Und wenn Sie meinen, dass Sie jetzt Schmerzen haben, dann werden Sie sich noch wundern, welche Schmerzen da noch auftreten können." Schluck, das saß!

Dann kam noch der Hinweis: „Sie sollten ein paar Kilo abnehmen, zehn Kilo mindestens, besser wären natürlich mehr. Ich weiß, das ist jetzt ein wenig hart. Sie sehen aber so aus, als wüssten Sie ganz genau, wovon ich spreche und vermutlich bin ich auch nicht der Erste, der Ihnen das sagt."

In diesem Moment geschah etwas, was mir höchst selten passiert: Ich war sprachlos, und das eine ganze Weile ...

Nun hatte ich reichlich Anlass, um nachzudenken. In den darauffolgenden Tagen ging mir dieses Gespräch immer wieder durch den Kopf. Natürlich wusste ich, dass der Arzt recht hatte, auch wenn seine Aussagen keineswegs angenehm waren. Es wurde mir zum ersten Mal wirklich bewusst, dass es so nicht mehr weitergehen konnte. Ich wollte meinem Kind eine aktive Mutter sein, für die es sich nicht schämen muss, und ich wollte auch locker mit meinem Kind mithalten können (das ist aber wieder ein ganz eigenes Kapitel, auch jetzt noch).

Wahrscheinlich kamen in meinem Fall, wie das manchmal so ist, mehrere Faktoren zusammen. Schmerzen in einem bis dahin nicht gekannten Ausmaß, eine langsam ins Land ziehende beginnende Vor-Vierziger-Krise (auch als „midlife crisis" bekannt) und dann noch der Schock, als ich mich nach sehr, sehr langer Zeit wieder einmal dazu aufraffte, mich auf die Waage zu stellen. In den Monaten davor hatte ich das gute Stück einfach gemieden und nicht einmal eines Blicks gewürdigt, geschweige denn auch nur einmal einen Fuß darauf gesetzt. Wozu sich quälen, wenn man sowieso weiß, wie hoffnungslos und trist die Lage ist?

Nach einigen Tagen des Zögerns stellte ich mich der Herausforderung und der Waage ... Was für ein Schock! Ich wog damals, im Frühjahr 2007, bei 157 cm Körpergröße mehr als 98 (in Worten: achtundneunzig!) Kilogramm! Das war bei Weitem mehr, als ich erwartet hatte! Nachdem ich den ersten Schock einigermaßen verdaut hatte, stellte ich mir insgeheim die Frage, wohin mich mein weiterer Weg denn noch führen sollte. 100 Kilo als Geschenk zum „Vierziger"? Und dann? 110 kg, 120 kg – und so weiter, bis ich „platze"?

Ein paar weitere Tage intensiven Nachdenkens später kam ich zum Schluss: Es reicht wirklich! Ich will etwas verändern und so möchte ich nicht mehr weiterleben! Gleichzeitig war mir aber auch bewusst, dass es dieses Mal eine nachhaltige Veränderung sein musste und nicht nur wieder eine weitere neumodische Diätvariante mit wenig Chancen auf dauerhaften Erfolg. Ich wusste auch, dass ich es ausschließlich für mich alleine und für sonst niemanden machen würde.

Es musste also eine brauchbare und vor allem alltagstaugliche Strategie gefunden werden, um dieses Vorhaben sinnvoll umzusetzen.

Als „Diätgeschädigte" wusste ich, was ich sicher nicht mehr wollte: Kalorien zählen! Das ist, wie manche von uns vielleicht aus eigener Erfahrung wissen, sehr mühsam und im Alltag wenig anwenderfreundlich. Es macht unglaublich viel Arbeit, immer mit irgendwelchen Tabellen, Listen und einer Waage herumzuhantieren.

Daher beschloss ich, „Feldforschung" zu betreiben und was lag da näher, als meine immer schon beneidenswert schlanken Freundinnen zu beobachten? Also jene, die grundsätzlich nie auf Diät sind, die scheinbar alles essen können und nie, aber auch wirklich nie, über zu eng gewordene Kleidung klagen, nicht einmal nach den Weihnachtsfeiertagen. Ja, solche Menschen gibt es tatsächlich, wenn auch eher selten.

Ich versuchte, diese Beobachtungen ganz diskret anzustellen, weil ich keine Lust hatte, vorzeitig über mein Vorhaben zu sprechen. Das muss mir ganz gut gelungen sein, denn aufgefallen ist scheinbar niemandem etwas – durchaus zum Glück für mich.

Das Erste, was mir positiv bei meinen Beobachtungen auffiel war, dass meine Freundinnen zu keinem Zeitpunkt jemals Kalorien gezählt haben. Ich bemerkte auch, dass sie durchaus auch Torten oder andere Desserts konsumierten, Aber – in solchen Fällen kommt immer ein aber – nur gelegentlich und nicht täglich (und schon gar nicht mehrmals täglich, so wie ich!). Oft genug hörte ich auch: „Nein danke! Ich bin satt." Das schien mir ein Schlüsselfaktor zu sein: Genuss ist möglich und nicht zur Gänze verboten, aber eben in geringen Mengen und nicht ständig, sondern nur gelegentlich. Ein Lichtblick, immerhin!

Ich stellte auch fest, dass sich meine Freundinnen ganz genau überlegten, was, wann und vor allem wie viel sie ihrem Körper zumuteten. Da wurde, ganz im Gegensatz zu mir, nicht wahllos hineingestopft bis gar nichts mehr (hinein)ging, sondern darauf geachtet, dass es Lebensmittel guter Qualität waren, das Essen am Abend eher leicht und die Speisen grundsätzlich abwechslungsreich und gesund. Das war tatsächlich neu für mich, denn ich überlegte kaum, was ich aß und schon gar nicht wie viel, sondern aß und trank einfach, was und wie viel mir Spaß machte.

Bei dieser Gelegenheit musste ich leider feststellen, dass ich wieder völlig von Neuem lernen musste, auf meinen Körper zu hören. Möglicherweise hat er ja Signale wie Hunger, Durst oder Völlegefühl ausgesendet, das kann gut sein, ich habe es jedenfalls über sehr lange Zeit erfolgreich ignoriert oder gar nicht bemerkt und gegessen und getrunken, was ich wollte und wie viel ich wollte. Und: Das war wirklich, wirklich viel! Dass es obendrein meist das Falsche war, wird Sie jetzt wahrscheinlich gar nicht mehr überraschen. Mir war es jedenfalls die längste Zeit über einfach nicht bewusst.

Ich fasste den Entschluss, nicht an zu vielen Schräubchen gleichzeitig zu drehen, also nicht zu viele Veränderungen zur selben Zeit durchführen zu wollen. Wenn man, so wie ich, jahrelang so ziemlich alles falsch macht, was möglich ist, dann braucht man sich erst gar nicht einzureden, dass diese Dinge in kürzester Zeit, quasi wie von selbst, geändert werden können. Also sagte ich mir, um mich selbst zu ermutigen: „Schön langsam, einen Schritt nach dem anderen, mit Geduld und Beharrlichkeit muss es doch klappen."

Irgendwann stellte sich natürlich auch die Frage aller Fragen in diesem Zusammenhang: Wie viele Kilo sollten in welcher Zeit verschwinden und was wollte ich mir als Ziel vornehmen? Mit Zettel und Rechner bestückt überlegte ich hin und her. Einige Überlegungen später stand unverrückbar fest: Bei einer Körpergröße von 157 cm und einem Ausgangsgewicht von mehr als 98 Kilogramm müssten schon rund 40 Kilogramm verschwinden, wenn ich mich jemals in so etwas wie einer Idealzone bewegen wollte. Vierzig Kilo! Ach du meine Güte! Komischerweise dachte ich zu keinem Zeitpunkt, dass ich das nicht schaffen könnte, sondern nur, dass ich das unmöglich irgendjemandem sagen konnte, ohne dass mich sofort alle für vollkommen verrückt erklären würden. So nahm ich mir im Stillen und ganz alleine vor: Minus vierzig Kilo in einem Jahr, also bis zu meinem vierzigsten Geburtstag. Eine wahrhaft passende Zahlenkombination, nicht wahr? Insgesamt erschien es aber auch mir reichlich absurd und so beschloss ich, tatsächlich keinem Menschen zu verraten, welches Ziel ich mir vorgenommen hatte.

Natürlich war mein Mann insofern eingeweiht, als er grundsätzlich wusste, was ich vorhatte. Er hat mich von Anfang an, in jeder Phase des Abnehmens vorbehaltlos unterstützt. Das hat die ganze Sache natürlich enorm erleichtert.

Ich weiß nicht, ob ich mein Vorhaben tatsächlich gegen den Widerstand der Familie umsetzen hätte können. Wie viel ich mir vorgenommen hatte, habe ich aber auch ihm vorher niemals verraten. Er wusste weder das (mir höchst peinliche) Ausgangsgewicht noch das Wunschziel, das ich erreichen wollte. Er weiß es erst, seit er für das Buch korrekturgelesen hat und war nachträglich einigermaßen erstaunt.

Erfahrungen aus früheren Diät-Fehlversuchen hatten mich in der Annahme bestärkt, dass ich es vorerst – vom engsten Familienkreis einmal abgesehen – niemanden sagen wollte. Ich weiß sehr wohl, dass es dazu verschiedene Auffassungen gibt. Ich war damals, ebenso wie heute der Ansicht, dass man sich selbst unnötig unter Druck setzt, wenn man lauthals verkündet, „mal wieder“ abnehmen zu wollen und von da an unter Dauerbeobachtung steht. Da wird dann jeder Bissen und jede Bewegung akribisch kontrolliert und kommentiert, Spott (oder geheucheltes Mitleid) lässt meist nicht lange auf sich warten, wenn es dann doch (mal wieder) nicht klappt. Auf all das konnte ich getrost verzichten. Ich wollte einfach abwarten, in welche Richtung sich meine Bemühungen entwickeln würden, meine Umwelt darauf einstimmen konnte ich zu einem späteren Zeitpunkt ja immer noch.

Nachdem mein Vorhaben dermaßen utopisch war, beschloss ich, mir bei Erreichen des Ziels ein unglaublich tolles Geschenk zu machen, so eines aus jener Kategorie, von dem man immer meint, es sich niemals leisten zu können. Ich fand nämlich, dass ich mir das dann wohl mehr als redlich verdient hätte, sollte ich es tatsächlich schaffen.

In mein neu erworbenes Tagebuch kam eine Liste jener Punkte, die ich berücksichtigen wollte und welche Belohnungsgeschenke es zu den jeweils erreichten 10-Kilo-Etappen geben sollte.

Aus nachvollziehbaren praktischen Gründen beschloss ich, mir bei Erreichen meiner Etappen-Siegen neue Kleidung zu kaufen. Da hatte ich in meiner Ahnungslosigkeit einen ziemlichen Weitblick bewiesen, denn die Anschaffung neuer Bekleidung war ohnehin immer wieder notwendig. Auf diese Weise konnte ich gleich das Angenehme mit dem Notwendigen verbinden.

Nun möchten Sie sicher wissen, was ich mir zum 40. abgenommenen Kilo gewünscht habe? Nun, das wird an dieser Stelle noch nicht verraten. Sie werden es aber, wenn Sie die Geduld aufbringen und das Buch bis fast zum Ende lesen, selbstverständlich noch erfahren. Irgendeinen Anreiz muss es ja schließlich geben, Sie zum Fertiglesen zu motivieren, nicht wahr?!

Das Belohnungsgeschenk war eine wirklich äußerst motivierende Sache, das gebe ich gerne zu. Vielleicht haben Sie ja Lust bekommen, es mir nachzumachen? Wenn Ihr Partner zu jenen Menschen zählt, der seine große Zuneigung Ihnen gegenüber hauptsächlich durch das Verschenken ohnehin längst ersatzbedürftiger Küchengeräte zum Ausdruck bringt, dann haben Sie so die einmalige Chance, sich einmal in Ihrem Leben das zu gönnen, was Sie immer schon wirklich haben wollten.

Ich beschloss, „Phase eins“ meines Vorhabens damit einzuleiten, dass ich bis auf Weiteres auf alle üblichen Getränke wie Säfte, Softdrinks und natürlich auch Alkohol verzichten wollte. Das erschien mir noch die leichteste aller Übungen. Gleichzeitig begann ich damit, ein Ernährungstagebuch anzulegen, in dem ich penibel all das auflistete, was ich den ganzen Tag über aß und trank, versehen mit jeder Menge motivierender Sprüche, die eventuelle Rückfälle verhindern sollten. Erst viel später listete ich an dieser Stelle auch noch meine sportlichen Aktivitäten auf.

Auch auf Süßigkeiten wollte ich ab sofort, so gut es ging, verzichten. Den Rest wollte ich vorläufig so belassen wie bisher und einfach abwarten, ob und was sich bei mir verändern würde.

3. April 2007

Ein magisches Datum: Jetzt geht's los!

„Ihr aber seht und sagt: Warum?
Aber ich träume und sage: Warum nicht?"
(GEORGE BERNARD SHAW)

An besagtem 3. April 2007 begann mein großes Abenteuer. Aufgeregt? Nein, nicht sehr. Damals hatte ich ja nicht die leiseste Ahnung, was noch alles auf mich zukommen und in welchem Ausmaß sich mein Leben verändern würde. Hätte ich es geahnt, wäre ich vermutlich sogar sehr nervös gewesen.

Der erste Eintrag in meinem Tagebuch begann mit einem unschönen „97,8 kg Lebendgewicht auf nüchternen Magen". Nun ja, es konnte ja nur noch besser werden, nicht wahr? Damit ich mich nicht frustriert fühlte, ergänzte ich den Eintrag um das Motto „Auf, auf zu neuen Zielen". Darunter schrieb ich: „Gesamtziel: 58 kg Körpergewicht am 8. 5. 2008". Beim erneuten Durchlesen klang das ganz schön verwegen.

Rückwirkend betrachtet war es kein besonders idealer Zeitpunkt, wenige Tage vor Ostern mit einer Ernährungsumstellung zu beginnen. Aber ich bin, was diese Dinge betrifft, ziemlich konsequent: Was ich mir einmal vorgenommen habe, wird dann auch umgesetzt.

Die Anschaffung meines Tagebuchs (ein Buchkalender,

in dem für jeden Tag eine eigene Seite vorgesehen ist) war eine sehr sinnvolle, wenn auch gar nicht so einfach zu realisierende Investition. Versuchen Sie einmal, im April so etwas zu bekommen! Das war wirklich alles andere als einfach. Nach einigen Fehlversuchen bekam ich dann doch noch, was ich suchte.

Dieses Tagebuch hat mich immer wieder vor Fehlentscheidungen bewahrt. Oft war ich der (im Übrigen stets irrigen) Auffassung, ich stünde knapp vor dem Hungertod und müsse ganz dringend und auf der Stelle eine „Kleinigkeit“ essen. Ein kritischer Blick auf die Einträge des jeweiligen Tags zeigte mir dann ebenso schonungslos wie deutlich, dass von Unterzuckerung und bevorstehendem Hungertod angesichts der bereits konsumierten Mengen überhaupt keine Rede sein konnte. Also nichts da!

Ostern ging, trotz einiger harmloser Ernährungssünden, relativ glimpflich vorüber und ich motivierte mich am Dienstag nach Ostern mit der folgenden Liste:

- Keine Säfte mehr trinken, nur Wasser!
- Keine Süßigkeiten mehr!
- Wenig Brot!
- Fett reduzieren!

Ich begann, mir immer im Voraus einen Tagesspeiseplan zu überlegen und jene Lebensmittel, die ich dazu benötigte, gezielt einzukaufen und vorrätig zu haben.

Aus reinen Vernunftgründen rang ich mich schlussendlich dazu durch, zu Hause zu frühstücken. Das hatte ich, von Wochenenden einmal abgesehen, jahrelang nicht gemacht. Ich, Morgenmuffel erster Kategorie, blieb lieber diese halbe Stunde länger im Bett liegen, anstatt mir Zeit für ein Frühstück zu nehmen. Am Weg ins Büro nahm ich mir unterwegs zwei belegte Semmeln oder Weckerln mit.

Die aß ich meistens gegen 10 Uhr am Vormittag, neben der Arbeit und während ich auf der Tastatur tippte. Fällt Ihnen dabei etwas auf? Nein? Mir auch nicht, jedenfalls die längste Zeit nicht.

Als ich das erste Mal (meiner Empfindung nach war es mitten in der Nacht) bewusst frühstückte, war das ... furchtbar! Ich saß völlig verschlafen vor meinem Teller, hatte überhaupt keinen Appetit und wäre am liebsten wieder schnurstracks zurück ins Bett getaumelt. Ich fragte mich ernsthaft, was die halbe Welt so toll daran fand, um diese Zeit zu essen, anstatt sich noch einmal genüsslich im warmen Bett umzudrehen. Meine Vernunft behielt jedoch die Oberhand und ich sagte mir, dass daran wohl kein Weg vorbeiführen würde. Also kaute ich recht lustlos an meinem Frühstück herum, stellte aber immerhin bereits im Büro angekommen fest, dass ich mich viel besser auf meine Arbeit konzentrieren konnte und die bisher gekauften Weckerln entgegen meiner Erwartungen gar nicht vermisste. Immerhin!

Ich arbeite Teilzeit und bin an drei Tagen pro Woche im Büro. Erfreulicherweise gibt es bei uns eine Betriebsküche mit Wahlmöglichkeit. Ich beschloss, auch weiterhin mit meinen Kollegen essen zu gehen. Da ich nicht die ganze Woche über arbeite, bekomme ich von vornherein manche Informationen nicht oder nur am Rande mit und abgesehen vom sozialen Charakter finde ich den Austausch mit meinen Kollegen enorm wichtig. Würde ich nicht mehr essen gehen, würde ich gar nicht mehr mitbekommen, was im Unternehmen so läuft. Das wollte ich auf gar keinen Fall! Alternativ dazu alleine am Schreibtisch zu sitzen und die mitgebrachten Speisen in der Mikrowelle zu wärmen, fand ich daher nicht besonders reizvoll.

Allerdings begann ich, die Auswahlmöglichkeiten unserer Betriebsküche auf gesunde Alternativen zu prüfen und bestellte nicht mehr hemmungslos das, was mir am besten schmeckte, sondern von nun an vermehrt das, von dem ich annehmen konnte, dass es gesünder und leichter war.

Anstelle von Schnitzel, Schweinsbraten und deftigen Nudelgerichten wählte ich nun gegrillten Fisch, Wok-Gerichte, Gemüseaufläufe und Ähnliches mehr.

An manchen Tagen bereute ich das durchaus, weil die ungesunden Klassiker offenbar auch jene sind, die in allen Kantinen dieser Welt am besten zubereitet werden. Ich hielt mich jedoch wacker und ersetzte kurzerhand auch gleich die bisher üblichen Nachspeisen durch das ebenfalls angebotene Obst.

Bei der Ausgabe der Speisen sagte ich von nun an rechtzeitig, dass ich lieber eine kleinere Portion oder doch kein zweites Stück Fleisch haben wollte und bemerkte, dass ich dennoch satt wurde und deswegen noch lange nicht knapp am Hungertod vorbeischrammte.

Nachdem ich mich schweren Herzens dazu durchgerungen hatte, zu frühstücken, beschloss ich, dieses gleich halbwegs gesund zu gestalten (also so wie ich mir ein gesundes Frühstück vorstellte). Ich kaufte von nun an Hüttenkäse, mageren Schinken, Kresse und allerhand Gemüse und Obst sowie gleichzeitig auch Vollkornbrot anstelle des bisher verwendeten Mischbrots. Da hatte ich aber die Rechnung ohne meinen kleinen Sohn gemacht! Er streikte und brachte die Schuljause mit dem Vollkornbrot wieder unberührt nach Hause, weil er die Körner darin einfach nicht mochte. Also kaufte ich von da an Vollkornbrot ohne Körner, konnte sein Herz aber auch dafür nicht wirklich erwärmen.

Mein Gewicht bewegte sich zwar merklich nach unten, ich wusste aber aus Erfahrung, dass zu Beginn hauptsächlich Wasser vom Körper ausgeschieden wird.

Wenn ich allerdings so weitermachte, würde ich vielleicht irgendwann doch nicht mehr aussehen wie ein Walross auf Landgang.

Mein Mann, der mich nicht nur mental unterstützen wollte, meinte, es könnte uns und vor allem meinem Knie nicht schaden, wenn wir uns einen Heimtrainer zulegen würden.

Meine erste Reaktion: Skepsis! Im Zimmer am Stand herumradeln – pfuh, wie öd! Wir hatten so ein Zimmerfahrrad kurz vor unserer Hochzeit von einer lieben Freundin geborgt, weil wir uns, das heißt natürlich hauptsächlich ich mich, in Form bringen wollte(n). Es endete damals damit, dass wir am Lenker die noch zu bügelnden Hemden und Blusen aufhängten. Unter uns gesagt: Ich war recht froh, als meine Freundin dieses Ding wieder zurückhaben wollte. Es nahm hauptsächlich viel Platz weg und als schicker Einrichtungsgegenstand konnte es nun auch nicht gerade mithalten.

Dafür sollte also mein sauer erspartes Geld herhalten? Ich sagte vorsichtshalber „Nein“. Mein Mann, der mich schon lange und leider auch sehr gut kennt, ließ jedoch nicht locker. Wie es der „Zufall“ so will, besuchten wir kurz darauf Freunde, die so ein Gerät in einer hypermodernen Ausführung stehen hatten. Nichts mit Keilriemenantrieb! Flüsterleise, stufenlos in alle Richtungen verstellbar, mit zahlreichen Trainingsprogrammen und einem modernen Display ausgestattet. Nun, so schlecht sah das gar nicht aus! Unser Freund Wolfgang, ein Fitnessfreak ersten Ranges, war enthusiastisch und voll des Lobs. Er bot uns an, seine Verbindungen auszuschöpfen, damit wir dieses Ergometer etwas günstiger bekämen. Außerdem, so meinte er, wäre das die ideale Voraussetzung dafür, dass es meinem Knie schon bald wieder viel besser gehen würde.

So sehr mein Mann das Einkaufen sonst hasst und

ewig für alle Einkaufsentscheidungen benötigt, so schnell war er in diesem Fall. Ich traute meinen Augen nicht, als das Ergometer schon wenige Tage danach im Wohnzimmer stand. Oh weh, jetzt wurde es also ernst!

Der erste Versuch meinerseits endete schweißgebadet. Ich weiß es deshalb noch so genau, weil ich es mir penibel aufschrieb: 15 Minuten bei 60 Watt – und ich hatte danach den Eindruck, eine Alpenüberquerung per Rad hinter mir zu haben. Ich fragte mich ernsthaft, wie es Menschen wie Wolfgang schafften, eine Stunde und länger auf dem Fahrrad zu sitzen und richtig zu treten, also nicht so moderat und kurz, wie ich das gemacht hatte.

Die nächsten Tage zeigten, dass das Fernsehprogramm kein wirklicher Anreiz für mich war, schneller oder lieber zu radeln. Also versuchte ich es mit Musik und das ging schon besser! Einmal abgesehen von der Tatsache, dass ich hauptsächlich klassische Musik in meiner Sammlung hatte und es sich dazu mangels eines gleichförmigen Rhythmus nicht wirklich gut strampeln ließ. Besser als Fernsehen war das allemal! Meinem Knie tat die neue Bewegung sichtlich gut und so entschloss ich mich, wenigstens jeden zweiten Tag das Ergometer zu verwenden und nahm mir vor, die Einheiten langsam zu erweitern.

Es ging voran und einige Tage später schaffte ich immerhin bereits 25 Minuten, ohne zu kollabieren oder vom Rad zu fallen. Für jemanden, der jahrelang aus Überzeugung nahezu jeden Sport vermieden hat, war das gar nicht so übel und ließ so etwas wie Hoffnung in mir aufkeimen.

Am Ende des ersten Monats hatte ich 5,2 kg abgenommen. Das merkte zwar außer mir niemand, ich war aber dennoch zufrieden und sehr entschlossen, den eingeschlagenen Weg weiter fortzusetzen.

Da kam es mir gerade recht, dass das nahegelegene Freibad seine Pforten öffnete. Schwimmen war ja lange

Zeit die einzige Bewegung, die ich einigermaßen gerne und halbwegs regelmäßig machte. Ich stellte zwar fest, dass das Längenschwimmen keinen nennenswerten Effekt auf die Gewichtsabnahme hatte, aber ich ließ mich davon nicht irritieren und zog unbeeindruckt davon weiter meine Runden. Ich ging, je nach Wetterlage, zumindest zwei bis drei Mal pro Woche schwimmen und schwamm immer mindestens 45 Minuten durch. Das tat mir gut und ich konnte dabei auch wunderbar abschalten und mich entspannen. Unter Wasser fühlte ich mich auch herrlich leicht und beweglich. Kaum aus dem Wasser draußen, war es leider wieder vorbei mit dieser Herrlichkeit und ich fühlte mich wie eine Dampfwalze. In meinem Badeanzug (natürlich aus dem Geschäft für Übergrößen, was dachten Sie denn?) sah ich nicht gerade besonders vorteilhaft aus, aber ich war ja glücklicherweise die meiste Zeit unter Wasser. Ich motivierte mich einfach mit dem Gedanken, dass ich irgendwann vielleicht sogar so etwas wie eine Figur haben würde. Den Gedanken an einen Bikini wies ich weit von mir, zunächst ging es vordergründig darum, wenigstens in einem Badeanzug eine einigermaßen ansprechende Figur zu machen.

Ich bemerkte, dass mir die sportlichen Aktivitäten durchaus gut taten, wenngleich ich mich immer wieder dazu überwinden musste, mich auf das Ergometer zu setzen. Um den eigenen Schweinehund zu überlisten, trug ich mir einfach fixe Zeiten in mein Tagebuch ein und dann ließ ich keine Ausreden mehr gelten. Wenn ich eine Einheit absolviert hatte, fühlte ich mich wirklich großartig, vor allem deshalb, weil ich mich einfach dazu aufgerafft hatte, etwas zu tun. Dem Knie ging es zunehmend und deutlich besser. Ich war froh, die ewig lästigen Schmerzen fast zur Gänze losgeworden zu sein.

Nachdem ich nach wie vor mit den üblichen Hosen

und T-Shirts in Übergröße unterwegs war (die Hosen passten endlich mal, ohne zu zwicken!), fiel auch keiner Menschenseele auf, was ich so machte. Das war mir ganz recht, denn ich war mir zu diesem Zeitpunkt keineswegs sicher, dass ich mein Vorhaben auch tatsächlich umsetzen können würde.

Hin und wieder wurde ich schwach und schlug vor allem bei Süßigkeiten zu – und ärgerte mich jedes Mal über mich selbst. Wieso musste das denn immer wieder sein? Ich fühlte mich im Anschluss daran ja auch keineswegs besser, ganz im Gegenteil! Danach war ich immer schrecklich frustriert und desillusioniert und logischerweise ging das Gewicht so auch nicht weiter hinunter. Ich setzte aber dennoch am Tag darauf konsequent meinen Weg fort und bemühte mich, weitere Sünden nach Möglichkeit zu unterlassen.

Wenn ich abends rastlos durch die Wohnung schlich und merkte, dass ich knapp davor war, die Süßigkeitenlade zu öffnen, versuchte ich, mich auszutricksen, ging Zähne putzen und legte mich, frei nach dem Motto „Wer schläft, sündigt nicht" früher ins Bett als sonst. Gelang mir das, war ich immer hochzufrieden. Manchmal gelang es leider nicht und dann versuchte ich, mich am Tag darauf besonders zu bemühen.

Mit den restlichen Mahlzeiten funktionierte es hingegen recht gut, meine Lust auf ungesunde Dinge wie Leberkäse, Schweinsbraten, Schnitzel & Co hielten sich erfreulich in Grenzen und ich versuchte immer häufiger, noch ein gesundes Extra einzubauen. Der schon vor langer Zeit erstandene Wok kam erstmals richtig zu Ehren und ich stellte fest, dass ich auf diese Weise rasch abwechslungsreiche Gerichte, auch für mich alleine, zubereiten konnte. Ich schnippelte verschiedenes Gemüse, Hühnerfilet und gab Cashewnüsse dazu, würzte mit Sojasauce und scharfer Chilisauce, kochte etwas Reis und fertig war das überraschend wohlschmeckende und gar nicht belastende Mittagessen.

Bis zu diesem Zeitpunkt erledigte ich donnerstags und freitags, an meinen arbeitsfreien Tagen, immer all das, was so anstand: Einkäufe, Besorgungen, Arzttermine. Zum Kochen nahm ich mir für mich alleine keine Zeit.

Mein Sohn aß immer in der Schule, mein Mann versorgte sich tagsüber ebenfalls selbst. Für mich alleine zu kochen und dann auch noch alleine zu essen, erschien mir nicht besonders reizvoll. Es war mir einfach zu zeitaufwendig. So aß ich dann entweder Fertiggerichte (Pizza & Co) oder ich ernährte mich von belegten Weckerln aller Arten.

Die relativ rasch zubereiteten Wok-Gerichte schmeckten aber wesentlich besser und taten mir auch dermaßen gut, dass ich mich dazu entschloss, von nun an auch für mich alleine zu kochen, und ich bemühte mich, einigermaßen gesunde Rezepte zu finden, die auch rasch zuzubereiten waren.

Ich begann, im Supermarkt Lebensmittel in die engere Auswahl zu nehmen, an die ich früher nicht einmal gedacht hatte. So brachte ich von einem meiner Einkäufe Räuchertofu mit. Naja. Ob das wohl nach etwas schmeckte? Ich bin Neuem gegenüber nicht besonders aufgeschlossen und betrachtete skeptisch, was ich da gerade erworben hatte. Nun, weshalb nicht einfach einmal versuchen? Mehr als grauenhaft schmecken konnte es ja wohl nicht. Ich kostete den Tofu in rohem Zustand und stellte fest, dass er nach „geräuchertem Nichts“ schmeckte. Aha. Immerhin war er aber ruck, zuck in Würfel geschnitten und gemeinsam mit dem Gemüse im Wok und ausreichend Gewürzen schmeckte er ganz gut. Als gelegentliche Alternative zu Fleisch schien er durchaus brauchbar zu sein.

Da ich über eine ausgesprochen große Sammlung an verschiedenartigen Kochbüchern verfüge, suchte ich in meinen Beständen nach gesunden Rezeptideen und wurde reichlich fündig. Ich stellte fest, dass durchaus nicht immer nur Knödel, Nudeln und Nockerln als Beilage herhalten müssen, sondern auch andere Dinge gut schmecken können.

Die eben begonnene Spargelsaison war eine willkommene Abwechslung. Ich mochte Spargel immer schon sehr gerne und bereitete ihn nun häufig zu, auch als Beilage zu gebratenem Fisch oder Fleisch. Die hierzulande gerne dazu servierte Sauce Hollandaise ließ ich einfach weg.

An meinem Geburtstag lud mich mein Mann in ein vornehmes Haubenlokal ein und holte mich dazu direkt vom Büro ab. Nichts gegen unsere Betriebsküche, aber das war doch etwas ganz anderes! Ich schwelgte in verschiedenen Fischvarianten und gönnte mir zum Abschluss sogar ein Dessert. Die Portionsgrößen waren glücklicherweise so bemessen, dass ich mir keine ernsthaften Sorgen machen musste. Ich bemerkte, dass leichte Küche wirklich ausgesprochen lecker schmecken kann und holte mir die eine oder andere Anregung für das Kochen zu Hause. Mein Mann meinte, dass es mit einiger Überlegung auch möglich sein muss, gelegentlich essen zu gehen, ohne dabei zuzunehmen. Wenn man so ein Lokal dafür auswählt, ist das ohne Zweifel problemlos möglich.

Am Nachmittag gönnte ich mir sogar ein Stück Geburtstagstorte, ließ dafür aber das Abendessen ausfallen und stellte am Tag darauf fest, dass sich der Geburtstagsgenuss kaum nennenswert zu Buche geschlagen hatte. Das stimmte mich optimistisch für die Zukunft. Ich überlegte mir, wie ich wohl in einem Jahr, zu meinem 40. Geburtstag, aussehen würde. Diese Gedankenspielereien fand ich spannend und anregend.

Im Prinzip war mir die Umstellung bis zum Ende des zweiten Monats wesentlich weniger schwer gefallen, als ich ursprünglich befürchtet hatte. Lag es daran, dass ich es wirklich wollte? Oder doch eher daran, dass ich es dieses Mal nicht wieder mit einer dieser neumodischen Diäten versuchte? Ich fühlte mich ziemlich wohl und litt – im Gegensatz zu früher – auch nie unter Stimmungsschwankungen oder schlechter Laune und war recht stolz auf mich, als ich am Ende des zweiten Monats immerhin 11,2 Kilogramm abgenommen hatte.

4. 6. 2007 bis 3. 8. 2007

Frühsommer: Heiter bis wolkig, teilweise Regen

„Nur wer seinen eigenen Weg geht,
kann dabei niemals von anderen überholt werden."
(Verfasser unbekannt)

Wenn Sie nun denken, dass ich nach den erreichten minus 11,2 Kilogramm nur so mit Komplimenten überschüttet wurde, muss ich Sie leider enttäuschen. Meine Kleidung fing zwar allmählich an, zu schlottern (oder auch endlich zu passen – wie alles im Leben ist auch das eine Frage der Sichtweise), aber es bemerkte dennoch niemand. Ich fühlte mich ja schon beinahe wie eine grazile Gazelle, aber es schien durchaus so, als würde ich mit dieser Einschätzung alleine dastehen. Fotos aus dieser Zeit belegen das leider auch ganz eindeutig. Von „grazil" konnte beim besten Willen überhaupt keine Rede sein. Nun ja, es ist ja manchmal so, dass es zwischen „Fühlen" und „Sein" gewisse Diskrepanzen gibt. Ich überlegte im Stillen, ob es nicht doch ein Fehler gewesen war, niemanden über meine Pläne unterrichtet zu haben. Ein wenig Lob und Anerkennung hätte ich schon ganz gut vertragen, aber es musste eben auch so gehen. Immerhin brauchte ich in all den Jahren, in denen mein Gewicht stetig nach oben ging, auch keinen Ansporn und keine Unterstützung dafür, kräftig beim Essen zuzulangen. Diese Erkenntnis tröstete mich ein wenig.

Mittlerweile war es bereits sommerlich warm und das nützte ich aus, um weiterhin regelmäßig schwimmen zu gehen. Ich rang mich in meinem doch schon etwas fortgeschrittenen Alter dazu durch, Kontaktlinsen anpassen zu lassen. Nach anfänglichen Schwierigkeiten funktionierte es ganz gut und ich war erstaunt, um wie viel angenehmer es war, endlich zu sehen, wohin man eigentlich schwamm.

Um etwas Abwechslung in meine sportlichen Aktivitäten zu bringen, schnappte ich mir mein Rad und fuhr nun auch draußen. Weil in relativer Nähe zu meiner Wohnung die Hügel des Wienerwalds beginnen und das Erklimmen dieser Hügel mit einem 7-Gang-Rad nicht gerade das war, was ich ernsthaft für mich in Betracht zog, fuhr ich mit der Schnellbahn zur Donau und radelte auf der (flachen) Donauinsel oder entlang des Handelskais. Das machte gleich viel mehr Spaß als das Indoor-Radeln und ich nützte so manchen freien Vormittag, um dort – je nach Lust und Laune – ein bis zwei Stunden zu fahren. Wochentags war dort kaum etwas los und ich belohnte mich, indem ich mich gelegentlich bei Schönwetter ans Donauufer legte und entweder die Wasservögel oder die Wolken am Himmel beobachtete. Ich war erstaunt, dass mir die sportlichen Aktivitäten nicht halb so schwer fielen, wie erwartet. Möglicherweise lag es daran, dass es das erste Mal in meinem Leben war, dass ich selbst die treibende Kraft war und nicht nur Sport betrieb, weil es irgendein Lehrer oder ein wohlmeinender Verwandter von mir erwartete. Egal, ob ich radelte oder meine Längen schwamm, ich merkte einfach, dass es mir gut tat, Zeit für mich selbst zu haben und nicht immer nur von einer Erledigung zur anderen zu eilen. So hatte ich auch die Muße, in Ruhe über verschiedene Dinge nachzudenken.

Mit Ferienbeginn wurde im Freibad täglich kostenlose Wassergymnastik angeboten. Nach anfänglichem Zögern machte ich mit und es war recht vergnüglich. Die anderen Teilnehmer waren auch nicht gerade superschlank und wirkten ebenso wenig supersportlich wie ich. Das machte es mir leichter, nicht gleich wieder die Flinte ins Korn zu werfen. Ich stellte fest, dass manche der Übungen wegen des Wasserwiderstands gar nicht so einfach waren und hatte das eine oder andere Mal einen ordentlichen Muskelkater, für den ich mich insgeheim ein wenig schämte, denn so schrecklich anstrengend war diese halbe Stunde ja nun auch wieder nicht.

Ich war vollkommen untrainiert, auch wenn ich nun regelmäßig radelte und schwamm, und das wurde mir bei dieser Gelegenheit wieder schmerzlich bewusst.

Mein Knie machte sich erfreulicherweise nur noch gelegentlich bemerkbar, so, als wollte es mich an die „höheren Ziele" erinnern, die ich mir ja vorgenommen hatte.

Abends und bei schlechtem Wetter absolvierte ich nach wie vor brav meine Einheiten am Ergometer. Mittlerweile schaffte ich bereits zwischen 30 und 35 Minuten und auch die Wattanzahl hatte ich von den ursprünglich wenig berauschenden 60 Watt auf mittlerweile 90 Watt erhöht. Ja, einen echten Sportler werden diese Zahlen sicher nicht vom Stuhl fegen, aber immerhin stand ich ja ganz am Anfang meiner Bemühungen und wollte auch nicht übertreiben. Wenn man jahrelang kaum Sport betrieben hat, muss man ja auch nicht innerhalb weniger Wochen zum Supersportler werden, oder?

Obwohl ich mich technisch ganz eindeutig zu den unterentwickelten Zeitgenossen zähle, beschloss ich, mir einen MP3-Player zuzulegen. Das Rad fahren mit dem tragbaren CD-Player (ein Gerät einer aussterbenden Generation, wie ich feststellen durfte) war etwas mühsam, die Wiedergabe der CDs war durch die Bewegung häufig mit lästigen Störungen verbunden, das Kabel der Kopfhörer war zu kurz und die Auswahl meiner Musik war auch nicht immer passend.

Daher beschloss ich, technisch aufzurüsten. Das Gerät selbst war schnell gekauft. Der Verkäufer, offensichtlich nicht einmal halb so alt wie ich, hatte seine liebe Not mit mir, weil ich absolut ahnungslos war und ihm Fragen stellte, die er vermutlich noch nie zuvor in seinem Leben gehört hatte. Das Erstellen der Musiklisten über den Computer war eine weitere, ziemlich große Herausforderung für mich. Mehr als einmal raufte ich mir die Haare, weil nichts so zu funktionieren schien, wie es sollte. Ohne Unterstützung hätte ich vermutlich bis heute keine Dateien auf dem Gerät. Aber als ich dann endlich soweit war und auch noch Kopfhörer fand, die mir nicht ständig aus den Ohren herausfielen, war die Freude groß. Auf diese Weise machte das Radeln gleich wesentlich mehr Spaß!

Der Sommer brachte es mit sich, dass Einladungen zu diversen Grillabenden und sonstigen Veranstaltungen deutlich zunahmen. Das brachte mich zwangsläufig in den einen oder anderen Gewissenskonflikt. Theoretisch ist es ja ganz leicht, nichts zu essen. Einfach den Mund zulassen – und fertig. Ganz so einfach ist das in der Realität leider nicht, vor allem dann nicht, wenn sich die Tische unter diversen lukullischen Köstlichkeiten biegen und man selbst eindeutig der Hedonisten-Fraktion zuzurechnen ist.

Ich bemerkte, dass die selbst auferlegte Regel von „nur hin und wieder sündigen" unter diesen Umständen nicht ganz leicht einzuhalten war. Ich versuchte, so gut es mir eben möglich war, meinen inneren Schweinehund zu überlisten. An Tagen mit abendlichen Essenseinladungen aß ich trotzdem wie üblich zu Mittag, weil ich nicht „ausgehungert" zu den Gastgebern kommen wollte. Kurz vorher trank ich reichlich Wasser, damit der Magen das Gefühl hatte, etwas zu tun zu haben. Leider trinke ich tendenziell ohnehin eher zu wenig, sodass das auf gar keinen Fall schaden konnte. Vor allem bei Brot, Saucen und natürlich auch beim Alkohol hielt ich mich vornehm zurück. Gegessen habe ich bevorzugt Fisch oder Geflügel, aber auch Gemüse und leichte Salate. Nudelsalate oder Salate mit üppigen Dressings ließ ich hingegen lieber stehen.

Vor allem der Verzicht auf Brot fiel mir recht schwer. Ich könnte mich ausschließlich von frischem Brot ernähren und es kostete mich immer viel Selbstbeherrschung, das angebotene Brot bei Einladungen oder in Restaurants stehen zu lassen. Ich bestellte mir von nun an lieber einen sommerlichen Salat als Vorspeise oder Gerichte mit Spargel, Thunfisch oder ein mageres Rindscarpaccio – aber jeweils ohne Brot.

Als meine Arbeitskollegen und ich unseren traditionellen Abend im „Schweizerhaus“ verbrachten, bestellte ich keine der üblichen Stelzen, sondern zum Erstaunen aller Weißwürste. Das war das mit Abstand „harmloseste“ Gericht, das ich damals auf der Speisekarte entdecken konnte. Ich wurde zwar belehrt, dass Weißwürste niemals das „Zwölf-Uhr-Läuten“ erleben dürften, aber darauf konnte ich nun beim besten Willen keine Rücksicht nehmen. Immerhin waren wir in Wien und nicht in München. Ich glaube mich zu erinnern, dass mich damals sogar jemand fragte, weshalb ich ausgerechnet Weißwürste essen wolle, und ich mich damit heraus redete, dass ich sie schon sehr lange nicht mehr gegessen hätte. Beim Bier fiel es mir hingegen leicht, mich in Zurückhaltung zu üben, weil ich Bier von jeher nicht ausstehen konnte. Immerhin ein Laster, das ich mir nicht mühsam abtrainieren musste!

Um mich nicht ständig in Versuchung zu bringen, wurden für zu Hause keine Süßigkeiten mehr gekauft. Für meinen Sohn gab es einige ausgewählte Dinge. Ich kaufte aber immer etwas, das ich selbst nicht mochte, damit ich nicht in Versuchung kam, es dann doch selbst zu essen. Das erwies sich als ebenso simpel wie wirkungsvoll: Was nicht zu Hause ist, kann auch nicht gegessen werden! Ich merkte, dass ich besser damit umgehen konnte, wenn ich mir Süßigkeiten und Desserts gänzlich verkniff.

Kaum wurde mir irgendwo etwas angeboten und ich probierte davon, wollte mein Körper schlagartig mehr und ich kam dann oft genug an die Grenzen meiner Selbstbeherrschung. Ernährte ich mich den ganzen Tag über einigermaßen gesund und frei von Süßigkeiten, konnte ich wesentlich leichter widerstehen. Dann reichte auch ein Stück Obst, um den Wunsch nach Süßem zu befriedigen.

In den seltenen Fällen, in denen Besuche bei unseren Verwandten oder Freunden am Land anstanden, vergaß ich kurz die selbst auferlegte Zurückhaltung und genoss die liebevoll zubereiteten Köstlichkeiten. Das hat meiner Meinung nach auch etwas mit dem Respekt vor dem Gastgeber und seinen Bemühungen zu tun. Ich kam zu der Entscheidung, in diesen Fällen jeweils am nächsten Tag wieder mit altem Elan und neuem Eifer weiterzumachen. Das fiel mir durchaus nicht immer leicht! Ich wurde den Eindruck nicht los, dass dadurch mein Stoffwechsel durcheinanderkam und immer einige Zeit brauchte, um sich wieder auf die nun doch etwas weniger üppigen Normalbedingungen einzustellen.

Früher aß ich, wann es mir schmeckte – und bei der Verwandtschaft schmeckt es immer hervorragend, auch das zweite oder dritte Stück Kuchen nach einem ohnehin schon ziemlich üppigen Mittagessen. Damit war nun Schluss! Ab sofort musste, wenn überhaupt, ein kleines Stück reichen. Ich stellte zu meinem Erstaunen fest: Es reichte auch tatsächlich! Kaum zu glauben, aber ich war auch in meinem Alter immer noch lernfähig. Offensichtlich war ich in der Lage, mich bzw. meinen Körper etwas zu beherrschen. Das machte wirklich Mut für die noch kommenden Zeiten!

Schon bald machte ich es mir regelrecht zum Sport, bei Essenseinladungen in Restaurants nach gesunden Alternativen zu suchen. Hatte ich die Wahl, dann gingen wir nicht mehr unbedingt in die Gasthäuser mit den berühmt-berüchtigten großen Portionen, die mich früher so entzückten. Mittlerweile bevorzugte ich jene Lokale, in denen leichtere Kost in kleineren Portionen serviert wurde. Obwohl es je nach Art des Gasthauses nicht immer ganz einfach ist, finden sich doch fast immer gesunde Alternativen. Manchmal bestellte ich dann, durchaus auch gegen meinen Gusto, einen Salat mit gegrillten Putenbruststreifen anstelle eines üppigen Bratens. Ja, und ich gebe an dieser Stelle auch gerne zu, dass ich gelegentlich etwas neidisch auf die Teller der anderen geschielt habe. Kaum war das Essen jedoch vorbei, war ich wieder stolz und zufrieden, nicht schwach geworden zu sein und tröstete mich, auf diese Weise wieder einen Schritt näher ans Ziel gelangt zu sein.

Ich holte relativ bald meine Saftpresse aus dem Keller und begann, mit selbst gemachten Obst- und Gemüsesäften zu experimentieren. Ich schnippelte einfach in kleine Stücke, was gerade vorhanden war und schummelte immer wieder auch ein Stück Gurke, Paprika oder eine kleine Tomate hinein. Säfte mit Gemüse enthalten deutlich weniger Zucker als reine Fruchtsäfte und das lässt den Appetit nicht so rasch ansteigen. Das Ergebnis meiner Versuche war höchst unterschiedlich. Klarerweise schmeckten die Säfte, die über einen nicht allzu hohen Gemüseanteil verfügten, deutlich besser, weil sie süßer waren. Aber auf diese Weise kamen auch die von mir nicht sonderlich geliebten rohen Tomaten zum Einsatz.

Meine Familie konnte ich mit diesen Säften jedenfalls nicht überzeugen, obwohl manche davon durchaus lecker waren. Abgesehen davon waren meine beiden Herren aber sehr tapfer und aßen brav von fast allem, was ich ihnen so vorsetzte. Die richtig exotischen Speisen, von denen ich genau wusste, dass sie mein kleiner Sohn nie essen würde, weil sie ihm zu scharf oder würzig waren, kochte ich, wenn ich alleine war. Aber die Tatsache, dass es bei uns nun vermehrt gesunde Speisen gab, ging auch an den anderen Familienmitgliedern nicht ganz spurlos vorüber. Ich war gleichermaßen erleichtert und dankbar, dass sie nicht allzu oft herumnörgelten, weil das die Durchführung meines Vorhabens natürlich entscheidend erleichterte bzw. überhaupt erst ermöglichte.

Manchmal hatte ich vor allem bei meinem kleinen Sohn den Eindruck, dass ihm das Herumexperimentieren durchaus auch Spaß machte, von „Eskapaden“ wie dem Vollkornbrot mit Körnern einmal abgesehen.

Das reichhaltige Angebot der Märkte wurde genutzt und ich kaufte häufig frisches Obst und Gemüse ein und ergänzte meine Rezepte um möglichst viele frische Zutaten. Ich schwelgte in frischen heimischen Erdbeeren, dunklen Kirschen und bereitete anstelle üppiger Desserts Obstsalate zu, die sich auch wunderbar als Imbiss für zwischendurch ins Büro mitnehmen ließen. Die frischen heimischen Köstlichkeiten erleichterten es mir enorm, auf herkömmliche Süßigkeiten zu verzichten. So eine Schüssel reifer heimischer Erdbeeren ist aber auch wirklich ein ziemlicher Hochgenuss!

Ich entdeckte, dass es viele Sorten Knäckebrot gibt und dass Knäckebrot durchaus nicht so langweilig schmeckt, wie ich immer angenommen hatte. Also wechselte ich regelmäßig zwischen Vollkornbrot und Knäckebrot und stellte fest, dass ich das Knäckebrot, vor allem jenes aus reinem Roggen, wesentlich besser vertrug. Mein Frühstücksrepertoire ergänzte ich um geräucherten Fisch (ja, ich hab's gerne pikant-würzig, dafür kann ich Marmelade- oder Honigbrote zum Frühstück nicht ausstehen!), mageren Lachsschinken und Rindersaftschinken. Ich bemerkte, dass ich die Abwechslung einfach brauchte, weil ich so weniger leicht versucht war, zwischendurch etwas naschen oder knabbern zu wollen und dadurch auch mehr Lust und Freude an den zubereiteten Gerichten hatte.

Insgesamt fühlte ich mich deutlich besser und fitter als noch vor einigen Wochen. Trotz gelegentlicher Heißhungerattacken, denen ich in manch schwacher Stunde leider immer wieder nachgab, hielt ich mich recht gut an meine Planung und merkte, dass es wichtig war, im Vorfeld Überlegungen anzustellen, was ich essen wollte, um rechtzeitig dafür einzukaufen bzw. alles vorzubereiten.

Ich stellte fest, dass ich immer dann sündigte, wenn ich nichts vorgekocht hatte oder wieder einmal glaubte, keine Zeit zum Kochen zu haben. Da fiel ich dann, sehr zu meinem Ärger, in altgewohnte Verhaltensmuster zurück und aß kurzerhand irgendwelche Weckerln oder Fertiggerichte. Schon ab dem nächstfolgenden Tag versuchte ich jedoch erneut, mein Programm konsequent fortzusetzen, sodass diese Ausrutscher glücklicherweise keine allzu großen Spuren hinterließen.

Mit dem Gedanken, dass sich eingefahrene Verhaltensweisen, die man über viele Jahre hindurch praktiziert hat, nicht so einfach von heute auf morgen abstellen lassen, versuchte ich mich zu trösten. Solche Dinge klingen in der Theorie immer wesentlich einfacher, als sie dann in der Praxis tatsächlich sind. Ich musste lernen, Geduld zu haben. Letztendlich war es egal, ob ich die Gewichtsreduktion bis zum angepeilten Tag schaffen würde. Hauptsache, ich würde sie überhaupt schaffen! Ich hielt dennoch an meinem Ziel fest, weil ich auch ein virtuelles Gerüst zum Anhalten benötigte, um das Ziel nicht aus den Augen zu verlieren. An Tagen, an denen es nicht so gut lief, rief ich mir wieder mein Belohnungsgeschenk in Erinnerung, das half dann doch, mich von Neuem zu motivieren.

Schön langsam bemerkte ich auch, dass sich mein Körper zu verändern begann. Früher war ich, wie meine Mutter einmal wenig charmant anmerkte, mehr breit als hoch, aber ich war auf dem besten Weg, diesen Zustand zu ändern. Mein Körper war nicht mehr ganz so kugelrund und ich schnaufte auch nicht mehr so entsetzlich wie früher durch die Gegend, wenn ich mich bewegte. Das regelmäßige Radfahren und Schwimmen hatten mir zwar keinen rasanten Gewichtsverlust beschert, aber immerhin dazu beigetragen, dass nicht mehr alles schwabbelte und an mir herumhing.

Die Oberarme und Oberschenkel waren sogar relativ straff, nur mein Bauch bereitete mir in diesem Zusammenhang Sorgen. Aber immerhin hatte ich anstelle eines riesigen „Rettungsrings“ mehrere kleinere bekommen. Mein Körper war am besten Weg, so etwas wie eine Silhouette zu entwickeln, und der Blick in den Spiegel war nicht mehr ganz so entsetzlich deprimierend wie noch einige Wochen zuvor.

In einem Anfall grenzenloser Euphorie überlegte ich mir, welche Kleidungsstücke ich mir zulegen wollte, wenn ich endlich mein Wunschgewicht erreicht haben sollte. Auf meiner Liste fanden sich dann so Dinge wie Minirock, Bikini, High Heels, Sommerkleid, enge Jeans und noch einiges andere mehr. Ob ich das tatsächlich jemals kaufen und dann vor allem auch anziehen würde können? Noch hatte ich immer wieder Zweifel, obwohl ich bis zum 3. 8. 2007 bereits unglaubliche 20,2 Kilogramm abgenommen hatte. Im Monatsschnitt waren das also immer um die vier Kilo gewesen, in den ersten beiden Monaten natürlich mehr, dann etwas weniger.

4. August 2007 bis 3. Oktober 2007

Hochsommer und Spätsommer: Schönwetterperioden, unterbrochen von Sommergewittern und kräftigen Schauern

„Pure Vernunft darf niemals siegen."
(Verfasser unbekannt)

Wissen Sie, was mein erster Gedanke war, als ich die erreichten minus 20 Kilogramm in mein mittlerweile vertrautes Tagebuch schrieb? Jetzt weiß ich, dass ich die 40 Kilogramm auch schaffen kann!

Ergänzend sei an dieser Stelle angemerkt, dass es sehr wohl einen Unterschied macht, ob jemand, der so stark übergewichtig war wie ich früher, 10 Kilogramm oder mehr abnimmt, oder ob jemand, der aus Sicht seiner Umgebung ohnehin als „normal gebaut" bezeichnet wird, 3 bis 5 Kilogramm abnehmen möchte, weil er eine bessere Figur haben will. Je dünner der Mensch am Beginn des Vorhabens, desto schneller merkt man zwar einerseits einen Unterschied, aber desto schwieriger ist es gleichzeitig auch. Sie werden sehen, dass es im weiteren Verlauf auch für mich immer schwieriger wurde, Gewicht zu reduzieren.

Zu diesem Zeitpunkt begann ein Großteil meiner Mitmenschen – endlich – zu registrieren, dass ich mich verändert hatte. Es mag seltsam klingen, aber bis dahin hatten nur die Wenigsten etwas bemerkt. Das mag sicher auch daran gelegen haben, dass ich immer noch die Kleidung von früher trug, obwohl sie mittlerweile sichtbar zu groß war. Ich wollte unnötige Anschaffungen und Ausgaben vermeiden. Da ich ja der Ansicht war, dass der aktuelle Zustand nur ein vorübergehender war, wollte ich mir so wenig Kleidung wie möglich anschaffen. Das war allerdings nur bedingt möglich.

Immerhin war das notwendige Einkaufen ein ausgesprochen erfreuliches Erlebnis. Zum ersten Mal seit einer gefühlten Ewigkeit konnte ich wieder in ein „normales" Geschäft gehen und Konfektionskleidung von der Stange kaufen. Endlich wieder leistbare und wirklich modische Sachen! Keine zeltplanenartigen, wild gemusterten Oberteile im Stil von „vorne eine Blume und hinten eine halbe"! Hurra! Das waren wirklich großartige Aussichten! Ich musste mich ziemlich beherrschen, um nicht in Kaufräusche zu verfallen, denn diese Zustände waren wirklich etwas vollkommen Neues und Unbekanntes für mich. Das machte Spaß – und wie! Ich passte mittlerweile in Konfektionsgröße 44 und sah darin auch bedeutend besser aus als in der bis noch vor Kurzem erforderlichen Größe 52! Der Blick in den Spiegel zeigte eine durchaus passable und gepflegte Erscheinung, allerdings ortete ich durchaus noch die eine oder andere Schwachstelle. Aber immerhin – das hier war bedeutend besser als das, was noch vor Kurzem mein persönlicher Standard gewesen war.

Vom Großteil meiner Umgebung kamen zustimmende

oder anerkennende Kommentare. Meine Familie und auch meine engen Freunde waren sichtlich stolz auf mich und gratulierten mir zu meiner Entschlossenheit. Das tat sehr gut! Motivationsschübe von außen tun immer gut.

In meiner grenzenlosen Naivität hatte ich natürlich angenommen, dass sich die ganze Welt mit mir freuen müsste. Zu meinem Erstaunen war das aber ganz und gar nicht der Fall. Unter dem Deckmäntelchen der „Sorge“ um mich und meine Gesundheit ist mir da einiges untergekommen! Bei manchen Attacken war ich regelrecht sprachlos! Gekränkt hat es mich vor allem deshalb, weil ich einfach nicht damit gerechnet hatte. Ich war darauf überhaupt nicht vorbereitet.

Gar nicht so selten wurde geätzt, dass das alles viel zu schnell ginge und der Jojo-Effekt wohl nicht lange auf sich warten lassen würde oder dass ich sicherlich zu wenig essen und auf diese Weise meiner Gesundheit genauso Schaden zufügen würde wie zuvor.

Mir wurde Extremismus in allen Lebenslagen vorgeworfen und dass ich kein vernünftiges Mittelmaß kennen würde und am besten Weg zur Magersucht sei. Das war wirklich unglaublich! Manche dieser Aussagen haben mich zutiefst verletzt und auch verunsichert. Meine wirklich guten Freunde, die ich damals in Gesprächen zurate gezogen habe, versicherten mir aber glaubhaft und mit Nachdruck, dass hinter diesen Attacken wohl eher der Neid als die aufrichtige Sorge um mich stünde. Hätte jemand tatsächlich aufrichtig Sorge um mich gehabt, hätte er in all den Jahren davor, als ich mit meinem Übergewicht am besten Weg war, chronisch krank zu werden, reichlich Gelegenheit gehabt, diesbezüglich etwas zu sagen. Komisch nur, dass damals nie auch nur ein Wort in diese Richtung gefallen ist …

Ich legte mir eine Strategie zu und bei den zum Glück

nicht allzu häufig vorkommenden Angriffen handelte ich meist nach dem Motto „Ein Lächeln ist der beste Weg, dem Gegner die Zähne zu zeigen“. Ich blockte alle Angriffe lächelnd ab und diskutierte diese Dinge ganz einfach nicht, vor allem nicht mit „selbst ernannten Spezialisten“.

Bei einem können Sie ganz sicher sein: Es wird immer jemanden geben, der alles besser weiß und Ihnen dann erklärt, was Sie alles falsch gemacht haben und weshalb es gerade so nicht funktionieren kann – ganz egal, was immer Sie auch tun!

Nachdem ich aber schon mein halbes Leben lang das tue, was ich für richtig halte (auch wenn ich damit keineswegs immer recht habe, was ich an dieser Stelle leichtsinnigerweise auch noch schriftlich zugebe), beschloss ich, meinen eingeschlagenen Weg einfach unbeirrt fortzusetzen und mich nicht davon abbringen zu lassen. Das soll nicht heißen, dass ich Ratschlägen gegenüber nicht offen bin, aber in solchen Situationen habe ich gelernt, zwischen aufrichtig und scheinheilig zu unterscheiden. Das war ein durchaus schmerzlicher und vor allem unerwarteter Lernprozess.

Einer meiner Freunde tröstete mich mit dem alten Sprichwort: „Neid musst du dir hart erarbeiten, Mitleid bekommst du geschenkt.“ Da ist wohl etwas Wahres dran.

So unglaublich das klingen mag, aber in mir stieg das Verlangen, mich noch mehr sportlich zu betätigen. Die bisherigen Versuche waren, von anfänglichen Schwierigkeiten einmal abgesehen, durchaus zufriedenstellend verlaufen. Mittlerweile, doch schon etwas erschlankt, machte es gleich noch mehr Spaß, weil ich nicht mehr so kurzatmig durch die Gegend keuchte.

So beschloss ich eines schönen Tages im Sommer, mit dem Rad ins Büro zu fahren. Der Stadtplan zeigte, dass die Strecke gute 8 Kilometer lang war, das sollte eigentlich zu bewältigen sein.

Dennoch war die erste Ausfahrt eine der wahren Herausforderungen in meinem Leben. Das meine ich jetzt weniger aus konditioneller Sicht, denn die Radroute von meiner Wohnung bis zu meiner Firma im 3. Wiener Gemeindebezirk geht nahezu stetig bergab oder flach dahin, sondern was das Verkehrsaufkommen betrifft. Ich bin ja am Land aufgewachsen und habe das Radfahren unter etwas anderen Bedingungen gelernt, als sie hier in der Großstadt herrschen. Das Radfahren auf der Busspur in der Burggasse, die man sich mit Taxis und einer städtischen Buslinie teilen darf (oder besser gesagt muss), ist jedenfalls ein sehr spezielles Vergnügen und mit den idyllischen Radfahrten zwischen Maisfeldern nicht zu vergleichen.

Damals war ich noch ohne Pulsuhr unterwegs, aber ich weiß noch ganz genau, dass ich wahnsinniges Herzklopfen hatte und mir nicht restlos sicher war, meinen Arbeitsplatz auch tatsächlich heil zu erreichen. Immerhin war ich auf diese Weise aber deutlich schneller im Büro als mit den öffentlichen Verkehrsmitteln und kam so ohne nennenswerten Mehraufwand zu mehr Bewegung. Einige Fahrten später war ich schon deutlich entspannter unterwegs und es wurde mir zur lieben Gewohnheit, ins Büro zu radeln. So oft es die Wetterlage und die Lichtverhältnisse zulassen, fahre ich nun stets mit dem Rad ins Büro (und natürlich auch wieder zurück). Eigentlich schade, dass ich diese Chance nicht schon eher für mich entdeckt habe, aber vermutlich wäre ich einige Monate zuvor einfach noch zu unsportlich gewesen und es hätte mir keinen Spaß gemacht.

Insgesamt fühlte ich mich durch meinen bisherigen Erfolg sehr motiviert und angespornt, weiterzumachen. In meiner neuen Kleidung fühlte ich mich sehr wohl und ich genoss die gelegentlich zu hörenden Komplimente. Die Mischung aus Sport und gesunder Ernährung war es wohl hauptsächlich, die mich fitter und leistungsfähiger machte als früher. Ich war relaxter und entspannter und es fiel mir immer leichter, mich gesund zu ernähren und nicht in alte Ernährungsfallen zu tappen. Ohne Zweifel war daran auch das sommerliche Wetter beteiligt. Bei sommerlichheißen Temperaturen fiel es mir nicht schwer, auf schwere Kost zu verzichten. Leichte Salate, gegrillte Fische und viel Obst und Gemüse standen regelmäßig auf meinem Speiseplan. Im Garten meiner Mutter wurden nach und nach Obst und Gemüse reif und wir genossen die vielen frischen Köstlichkeiten.

In diese Zeit fiel auch unser jährlicher Urlaub, den wir in der Südoststeiermark verbrachten.

Die Räder wurden mitgenommen und meinerseits auch jede Menge guter Vorsätze, im Urlaub nicht unnötigerweise Kilos hinaufzufuttern. Unser Quartier befand sich dort circa vier Kilometer außerhalb des Orts.

Das war gleich eine gute Gelegenheit, öfter das Rad zu benützen und das Auto stehen zu lassen. Wir fanden einen Weg zwischen Feldern und Wiesen, auf dem kaum Autos unterwegs waren und uns nur gelegentlich ein Traktor begegnete. Auf diese Weise konnten wir unseren Sohn unbesorgt radeln lassen – ein Vergnügen, das in der Großstadt verkehrsbedingt leider nur sehr eingeschränkt möglich ist.

Wir hatten eine Ferienwohnung auf einem Kürbishof gebucht und so konnten wir uns selbst versorgen. Das ermöglichte es mir, den Großteil meiner Gewohnheiten beizubehalten und ich nahm mir meine Kräutertees und andere Lebensmittel von zu Hause mit. Wir kochten dort immer wieder selbst, wenn auch nicht täglich. Da war es ganz praktisch, dass wir immer wieder über frische Kürbisse verfügen konnten, die täglich geerntet vor der Ölmühle zum Kauf bereit lagen.

Auf meine Bitte hin gingen wir eher zu Mittag essen und versorgten uns am Abend selbst. Ich hatte festgestellt, dass es mir wesentlich besser ging, wenn ich abends nur mehr eine Kleinigkeit aß und nicht gerade dreigängige Menüs. Da unser Sohn immer recht früh ins Bett ging, war das ohnehin die passendere Variante für uns. Die vom Bäcker nach Wahl täglich frisch angelieferten Semmeln und Weckerln fanden bei Mann und Kind großen Anklang. Ich verzichtete bewusst darauf und begnügte mich mit Vollkornbroten und Knäckebrot. Sonst genossen wir die Spezialitäten der Region und aßen Käferbohnen, jede Menge Kürbisse in den unterschiedlichsten Formen und schwelgten in saftigem, reifem Obst aus der unmittelbaren Umgebung.

Mein Sohn durfte beim Kernölpressen zusehen, in weiterer Folge sogar mithelfen und wir lernten eine ganze Menge über die Herstellung von Kernöl. Seit ich weiß, mit wie viel Liebe und Sorgfalt dieses Produkt hergestellt wird, schätze und genieße ich es noch viel mehr.

Wir radelten fleißig und erkundeten das gut ausgebaute Radwegenetz. Darüber hinaus gingen wir auch regelmäßig in die Therme schwimmen und ich zog dort meine gewohnten Bahnen. Auf diese Weise schaffte ich es, dass der Urlaub keine nennenswerten Spuren hinterließ. Ich nahm zwar nicht weiter ab (das hatte ich auch nicht ernsthaft in Erwägung gezogen), aber ich nahm auch nicht zu! Darüber war ich wirklich erfreut.

Meine Essensgewohnheiten wurden nahezu unmerklich immer gesünder. Ich fasste eines Tages den Entschluss, es auch einmal mit einem Müsli zu versuchen. Da die Fertigmischungen immer etwas enthalten, was ich nicht gerne mag, beschloss ich kurzerhand, mein Müsli selbst zusammenzustellen. Ich kaufte im Bioladen diverse Getreideflocken, gepoppten Amaranth (eine Getreideart aus Südamerika), verschiedene Nüsse und Samen, Dinkelkleie, Sesam sowie hellen und dunklen Leinsamen. Das vermischte ich nach eigenem Gutdünken, rührte am darauffolgenden Morgen ein Magerjoghurt in diese Mischung und kam mir dabei vor wie vor einer Schüssel Vogelfutter. Das sollte gut sein? Gesund vielleicht, aber gut? Es war sehr hart und körnig und hatte die Tendenz, im Mund immer mehr zu werden (was ja für sich gesehen noch kein Fehler gewesen wäre). Das war aber nicht genau das, was ich mir erwartet hatte! Mein Mann, der stets Opferbereite, probierte es auch und an seinem Gesichtsausdruck konnte ich unschwer erkennen, dass er es ebenso grässlich fand wie ich.

Vielleicht hätte ich ja doch eine fertige Mischung verwenden sollen? Es bedurfte noch einiger weiterer Fehlversuche, bis mir klar wurde, dass es durchaus sinnvoll ist, die Körner bereits über Nacht quellen zu lassen, und dass man mit den kleinen Samen und Körnern mengenmäßig nicht übertreiben darf. Nun, „frau" ist scheinbar nie zu alt, um noch etwas dazuzulernen!

Sie werden es nicht für möglich halten, aber mittlerweile, wo ich „den Dreh raus habe", esse ich Müsli, vor allem im Sommer, wirklich sehr gerne. Es ist leicht vorzubereiten, man kann es mit Obst der Saison ergänzen und je nach Verfügbarkeit zur Abwechslung auch einmal mit Schafs- oder Ziegenjoghurt zubereiten. Gelegentlich gebe ich etwas Zimt oder Vanille dazu und wenn es kein qualitativ gutes Frischobst gibt, dann verwende ich alternativ getrocknete Früchte wie Zwetschken, Weichseln oder Marillen.

Meine Ernährungsgewohnheiten änderten sich immer mehr und nachhaltig in Richtung gesünderes Essen. Ich ertappte mich dabei, dass ich im Supermarkt immer öfter automatisch zu gesunden Sachen griff und häufig die Lebensmittel nach dem Lesen der Inhaltsstoffe wieder zurück ins Regal stellte. Ein besonders griffiges Beispiel dafür war das Schokoladeneis, das sich mein Sohn so sehnlich wünschte. Beim herkömmlichen Eis war eine unglaublich lange Liste an teilweise unaussprechlichen Inhaltsstoffen angegeben, auf der Schachtel Bio-Eis aus dem Supermarkt waren dagegen ganze fünf allseits bekannte Zutaten aufgelistet. Wirklich gesund ist ja ohne Zweifel weder das eine noch das andere. Aber weshalb sollte ich meinem Körper eine ganze Liste an Zusatzstoffen zuführen, die er vermutlich weder kennt noch braucht? Ich bin zwar überzeugt davon, dass diese Stoffe nicht gefährlich oder schädlich sind, sonst dürften sie in unseren Breiten wohl kaum in den Handel kommen, aber ich stellte mir damals wie auch heute beim Einkaufen sehr häufig die Frage: Brauchen ich und mein Körper das wirklich? Will ich tatsächlich Stoffe zu mir nehmen, von denen ich weder weiß, wie sie heißen, noch wie man sie ausspricht, geschweige denn, welchen Ursprung sie haben?

Dieser Zweifel führt immer wieder dazu, dass ich das betreffende Produkt wieder zurück ins Regal stelle und versuche, eine brauchbare Alternative selbst herzustellen. Das ist natürlich nicht immer, aber manchmal durchaus möglich.

Ich hatte mich also vom bedenkenlos konsumierenden Fast-Food-Junkie zu einer bewusst agierenden Konsumentin entwickelt. Wer hätte das gedacht? Früher griff ich, ohne viel nachzudenken, zu irgendwelchen Lebensmitteln. Auf die Idee, die Inhaltsstoffe näher anzusehen, wäre ich gar nicht erst gekommen.

Insgesamt war ich der Meinung, einen brauchbaren Weg für mich gefunden zu haben, und war überzeugt davon, diesen neuen Weg auch längere Zeit durchhalten zu können. Das ist vermutlich das Wichtigste bei so einem Vorhaben. Wenn es nicht darum geht, kurzfristig ein paar wenige Kilos loszuwerden, müssen wohl Begriffe wie

„nachhaltig“ und „dauerhaft“ ins Spiel kommen, wenn es tatsächlich etwas bringen soll.

Obwohl ich von vornherein ganz bewusst auf das leidige Kalorienzählen und alle damit verbundenen Unannehmlichkeiten verzichtet hatte, funktionierte meine Strategie recht gut. Meine Annahme, dass es auch „so“ gehen müsse, weil alle schlanken Menschen, die ich kenne, ja auch nicht den ganzen Tag mit Tabellen, Fibeln und einer Waage hantieren, ging also auf. Das freute mich sehr! Auf diese Weise war auch die Zubereitung der Mahlzeiten deutlich weniger stressig, als bei früheren Diät-Fehlversuchen, bei denen ich das Essen stets abwiegen und im Anschluss daran auch noch rechnen musste.

Ich stellte immer wieder mit Erstaunen fest, dass sich mein Körper doch recht gut an die leichtere, gesündere Kost gewöhnt hatte und fühlte mich trotz gelegentlicher küchentechnischer Fehlversuche recht wohl. Am meisten faszinierte mich, dass mir diese gesunden Dinge tatsächlich schmeckten und ich meine neue Ernährung nicht mehr nur aus purer Vernunft so zubereitete. Es machte tatsächlich Spaß, so zu kochen und so zu essen.

Wenn ich gelegentlich versucht war, zu sündigen, dann griff ich in meine Trickkiste und versuchte, mich selbst zu überlisten. Ich griff dann häufig zum Telefonhörer, um meine Freunde anzurufen oder schickte ihnen Mails. Auf diese Weise kam die Kommunikation mit meinen Freunden in Schwung und oft genug hatte ich nach dem Telefonat oder dem Schicken der E-Mail gar kein Bedürfnis mehr, mir etwas Süßes hineinzustopfen.

Am 3. 10. 2007, also nach sechs Monaten, hatte ich nur mehr 70,6 Kilogramm, also insgesamt schon 27 Kilogramm abgenommen.

4. Oktober 2007 bis 3. Dezember 2007

Herbst: Von Muskelkatern und anderen Haustieren

„Es ist nicht wichtig, wie langsam Du gehst,
so lange Du nicht stehenbleibst."
(Konfuzius)

Trotzdem ich schon unglaublich viel geschafft hatte und in meiner nach und nach erworbenen Garderobe schon ganz passabel aussah, gab es immer wieder auch Frustphasen. Anfang Oktober begannen vier unheimlich lange, zähe Wochen, in denen sich allen Bemühungen zum Trotz gewichtsmäßig überhaupt nichts tat. Vier Wochen lang tägliche Frusterlebnisse. Stellen Sie sich das einmal vor! Nach einiger Zeit überlegte ich sogar, ob ich nicht vielleicht neue Batterien in die Waage einlegen sollte, weil es mir reichlich seltsam erschien, dass sich so gar nichts zum Positiven änderte. Ich hielt mich genau an meine Vorgaben und es passierte nichts? Das war eine jener Phasen, die sehr an meiner Geduld und meiner Nervenstärke zerrte. Zwischendurch zeigte ich meinem Spiegelbild sogar hin und wieder die Zunge, weil ich mich so giftete, aber das brachte mich auch nicht wirklich weiter. Ich wusste dennoch, dass ich jetzt auf keinen Fall aufgeben durfte, denn irgendwann musste sich ja ganz einfach der Zeiger auf der Waage wieder nach unten bewegen. Das tat er dann auch – nach einer gefühlten Ewigkeit. Allerdings musste ich von nun an auch feststellen, dass die Kilos bei Weitem langsamer schwanden und nicht mehr so rasch loszuwerden waren wie bisher. Damit musste ich mich wohl abfinden!

Immer öfter dachte ich darüber nach, ob ich mich nicht vielleicht doch noch aktiver sportlich betätigen sollte. Sicher, ich fuhr mit dem Rad ins Büro, bis es mir endgültig zu kalt und zu dunkel wurde, schwamm auch ein bis zwei Mal pro Woche brav im Hallenbad meine Runden (und vermisste dort das Freiluftgefühl und den Sonnenschein ganz entsetzlich, die traditionell schlechte Luft in den Hallenbädern ist kein würdiger Ersatz dafür). Immer häufiger hatte ich jedoch das Bedürfnis, etwas Neues auszuprobieren.

Meinem Mann fiel eines Abends beim Durchlesen unserer privaten Krankenversicherungspolizze auf, dass wir schon die längste Zeit über Anspruch auf sechs jährliche Coaching-Einheiten mit einem Sportwissenschafter gehabt hätten – ein Angebot, das wir natürlich noch nie in Anspruch genommen hatten. Er regte an, es doch einmal damit zu versuchen.

Flugs waren da wieder meine Zweifel zur Stelle. Ich stellte mir insgeheim vor, dass da ein muskelbepackter Jüngling bei mir aufkreuzen würde, einer von jener Sorte, die schon zum Frühstück siebenhundert Liegestütze machen. Dieser würde dann mit messerscharfem Kennerblick analysieren, dass mit mir nichts anzufangen und ich restlos untrainiert war. Brauchte ich diese Art der Herausforderung tatsächlich?

Ich dachte sehr lange Zeit darüber nach und nur nach sehr großem Zögern rang ich mich dazu durch, die Hotline wegen einer Terminvereinbarung anzurufen. Es ist schon paradox: Wenn man von großen Unternehmen dringend etwas braucht, hängt man grundsätzlich eine Ewigkeit in der Warteschleife und wird dann noch garantiert einige Male weiterverbunden, bis man sein Anliegen endlich deponieren kann. In diesem Fall war (für mich fast zu schnell) sofort eine nette und kompetent wirkende Dame am Telefon, die gleich feststellte, dass wir dieses Angebot jahrelang ignoriert hatten. Sie versuchte, meine Bedenken zu zerstreuen, indem sie mir erklärte, dass alle Trainer sehr nett und beliebt seien. Ich glaube mich zu erinnern, dass ich explizit nach einer Trainer*in* fragte, und sie meinte, es würde sich innerhalb der nächsten Tage direkt jemand bei mir melden. Kaum hatte ich das Telefonat beendet, bereute ich meinen Wagemut auch schon wieder – doch jetzt gab es kein Zurück mehr.

Ich tröstete mich mit dem Gedanken, dass ich ja immer noch absagen konnte, sollte sich schon die erste Stunde als schrecklich herausstellen. Immerhin konnte ich ja nicht dazu gezwungen werden, mein Kontingent auch tatsächlich auszuschöpfen. Diese Tatsache hielt mich aufrecht, aber ich sah der ganzen Sache doch einigermaßen unentspannt entgegen.

Nachdem sich rund zwei Wochen lang niemand bei mir gemeldet hatte, war ich recht erleichtert und hoffte inständig, man habe auf mich vergessen. Leider war das dann doch nicht der Fall und ein Coach namens Mag. Gracher meldete sich telefonisch. Auch das noch, hatte ich nicht nach einer Frau verlangt? Oder hatte ich mir das eingebildet? Na servus! Jetzt würde er also tatsächlich anrücken, der muskelgestählte Jüngling mit den siebenhundert Liegestützen. Ich sah dem Termin mit einem mulmigen Gefühl entgegen.

Als der Coach dann das erste Mal vor meiner Tür stand, fand ich ihn zum Glück auf Anhieb sympathisch. Er stellte sich vor und erzählte mir, dass er ausgebildeter Sportwissenschafter sei und das beeindruckte mich ziemlich. Die hatten mir also einen richtigen Profi geschickt. Wir gingen einen Gesundheitsfragebogen der Versicherung durch und überlegten, welche Ziele wir gemeinsam erarbeiten wollten. Ich gab gleich zu Beginn des Gesprächs zu, dass ich völlig untrainiert war, damit der Coach eine Ahnung davon bekam, was ihn da so erwartete. Erstaunlicherweise schien ihn das nicht nennenswert aus der Fassung zu bringen. Vielleicht war der gute Mann ja Kummer gewöhnt und es gehörte scheinbar zu seinem Berufsalltag, sich mit Leuten wie mir herumzuplagen. Konnte ja sein?!

Im Anschluss daran machten wir ein paar Übungen mit dem Thera-Band®. (Das ist ein elastisches Band, das in der Physiotherapie zur allgemeinen körperlichen Ertüchtigung und zum Krafttraining eingesetzt wird.) Ich war schon die ganze Zeit in meinem Turnoutfit, weil ich angenommen hatte, dass wir sofort loslegen würden. Oh, wie froh war ich, dass nach dem Ausfüllen des Fragebogens nur mehr 20 Minuten übrig blieben! Ich glaube, ich hätte keine einzige Minute länger geschafft! Es machte sich störend bemerkbar, dass ich unmittelbar vorher zu Mittag gegessen hatte. Es war zwar nur ein leichtes Wok-Gericht gewesen, trotzdem zu viel, um sinnvoll trainieren zu können. Mir war ja so flau …

Das fing ja wieder einmal richtig verheißungsvoll an! Jedenfalls konnte ich mir gleich hinter die Ohren schreiben, vor den nächsten Einheiten nicht zu kurz vorher noch etwas zu essen. Eine Binsenweisheit, die vermutlich jedem – außer eben mir damals – klar ist. Mit derlei Dingen hatte ich mich bis zu diesem Zeitpunkt niemals auseinandersetzen müssen, daher war ich auch total ahnungslos.

Am nächsten Tag hatte ich dann einen entsetzlichen Muskelkater und konnte nicht einmal meine Teetasse ordentlich in die Höhe heben. Damit war der Höhepunkt der Peinlichkeit erreicht. Nach nur zwanzig Minuten moderaten Trainings war das wahrlich kein Ruhmesblatt! Als der Coach beim nächsten Mal nachfragte, wie es mir denn so ergangen sei, verschwieg ich das schamhaft. Es war mir einfach viel zu peinlich, zuzugeben, dass ich schon nach einer so kurzen Zeit dermaßen derangiert war. Das habe ich ihm erst viel, viel später gestanden und er zieht mich seither immer wieder damit auf!

Wir vereinbarten Termine für die nächsten Einheiten und ich sah diesen Stunden immer mit etwas zwiespältigen Gefühlen entgegen. Einerseits wollte ich ja neue Übungen kennenlernen, andererseits stellte ich mich unwahrscheinlich ungeschickt an und brauchte immer mehrere Anläufe, bis ich die Übung und deren Ablauf einigermaßen kapiert hatte. Wohl um mich etwas zu motivieren, bot er mir das Du-Wort an und meinte, das sei unter Sportlern so üblich. Unter Sportlern? Wer, ich – Sportlerin?

Zum Glück war Philipp ein wirklich geduldiger und verständnisvoller Trainer. Wenn er sich über mich wunderte, war er jedenfalls professionell genug, mich das nicht spüren zu lassen. Ich versuchte immer wieder, die vorgestellten Übungen während der Woche im Alleingang zu wiederholen, scheiterte aber meistens daran, dass ich mir den genauen Ablauf nicht gemerkt hatte. Jene Gehirnhälfte, die für die Koordination verantwortlich ist, scheint bei mir nicht besonders ausgeprägt zu sein.

Bei einer der nächsten Einheiten schlug Philipp vor, es einmal mit einer Runde Nordic Walking im Freien zu versuchen. Er lieh mir seine Stöcke – und schon ging's los!

Bei unserem ersten Ausgang kam ich mir etwas seltsam und von allen Passanten beobachtet vor. Der Einsatz von Stöcken im asphaltierten Stadtgebiet wirkte etwas übertrieben auf mich, grundsätzlich machte es aber Spaß. Philipp vermittelte mir eingehend die richtige Technik und ich merkte recht schnell, dass das keineswegs ein harmloses „Spazierentragen von Stöcken“ war, für das ich es immer gehalten hatte. Mit ordentlichem Stockeinsatz und flottem Tempo den Berg hinauf wurde der ganze Körper trainiert und ich hatte, speziell im Schulterbereich, durchaus den einen oder anderen kräftigen Muskelkater.

Ich legte mir kurzfristig eigene Stöcke zu und marschierte als Ergänzung zu meinen bisherigen Aktivitäten nun durch die Hügel des nahegelegenen Wienerwalds. Bei meinen Runden stellte ich fest, dass überraschend viele Nordic Walker unterwegs waren. Das spornte mich an! Ich war also keineswegs alleine mit meinen Bemühungen. Mir tat es jedenfalls ausgesprochen gut und es machte mir großen Spaß.

Voller Euphorie versuchte ich, Freunde und Bekannte zum Mitwalken zu motivieren – und scheiterte gnadenlos. Die einen (natürlich die männliche Fraktion, wer sonst?) fanden es unter ihrer Würde, mit so „Stöckchen“ durch die Gegend zu wackeln (offensichtlich die wienerische Übersetzung von „walken“), überdies höchst sinnlos und unsportlich. Die anderen (die weibliche Fraktion) hatten neben Arbeiten, Einkaufen, Kochen und mit den Kindern für die Schule Lernen ganz einfach keine Zeit für solche Aktivitäten. Da war ich sehr enttäuscht und ernüchtert und ging zumeist alleine los, stets mit einer guten Musik im Ohr.

Ich stellte auf diese Weise jedoch auch recht rasch fest, dass ich so meine Einheiten unkomplizierter und flexibler planen konnte, weil ich, abgesehen von meiner eigenen Familie und der Wetterlage, auf niemanden Rücksicht nehmen musste. Überdies konnte ich im Alleingang meinen eigenen Gedanken nachhängen und den Kopf von diversen Alltagssorgen freibekommen. Das tat mir sehr gut und so manchen freien Vormittag verbrachte ich von nun an im Wald.

Ich legte mir passende Kleidung zum Walken zu (natürlich hatte ich nichts annähernd Passendes zu Hause. Wozu auch? Es war ja bis zu diesem Zeitpunkt nicht erforderlich gewesen) und ließ mich so auch nicht vom herbstlichen Nieselregen oder beginnender Kälte davon abhalten, aktiv draußen unterwegs zu sein. Mein innerer Schweinehund (Sie erinnern sich, der lästige Kerl, der sich zu Beginn dieses Buchs bereits vorgestellt hat) versuchte zwar immer wieder, mich davon abzuhalten und jammerte mir vor, sein Fell dürfe nicht nass werden und Kälte würde ihm ganz generell schlecht bekommen, aber ich ließ mich davon nicht beirren und stapfte unbeeindruckt von seinem Jammer und Geknurre darauf los.

Bei einer unserer gemeinsamen Einheiten stellte ich dann während des Gesprächs zufällig fest, dass Philipp nicht einmal im Traum daran denkt, zum Frühstück siebenhundert Liegestütze zu machen und jede Gelegenheit dazu nützt, so lange wie möglich ausschlafen zu können. Das fand ich einen überaus sympathischen Zug. Es stellte sich auch heraus, dass ursprünglich tatsächlich eine Trainerin zu mir kommen hätte sollen, diese aber verletzungsbedingt ausgefallen war und daher Philipp diese Einheiten übernehmen musste. Das bedauerte ich mittlerweile nicht im Geringsten, denn wir verstanden uns wirklich gut.

Meine Prioritäten beim Essen verschoben sich vom Abendessen immer weiter in Richtung Mittagessen und Frühstück. Der alte Spruch „Frühstücken wie ein Kaiser, Mittagessen wie ein König und Abendessen wie ein Bettelmann" hatte zumindest für mich durchaus noch seine Berechtigung. Ich merkte ganz einfach, dass ich mich wohler fühlte, wenn ich am Abend nicht mehr viel aß. Ich war so wesentlich erholter und ausgeruhter in der Früh, als das noch bis vor kurzer Zeit der Fall war. Faszinierend fand ich vor allem die Tatsache, dass ich immer häufiger sogar vor dem Weckerläuten wach wurde. Früher lag ich immer wie aufgebahrt im Bett und hörte den Wecker nicht, auch dann nicht, wenn er schon lange klingelte. Meist wurde es meinem Mann zu viel und er stellte ihn ab. Oft genug fragte ich dann erstaunt, ob ich denn vergessen hätte, den Wecker zu stellen. Hatte ich nicht, ich hatte ihn nur wieder einmal nicht gehört. Mittlerweile wurde ich nicht nur meist vor dem Weckerläuten wach, sondern war auch erholt und ausgeschlafen, worüber sich auch mein Mann freute.

Die Gewichtsreduktion schritt nun deutlich langsamer voran, aber ich bemerkte den positiven Einfluss der zusätzlichen sportlichen Aktivitäten und stellte das erste Mal so etwas Ähnliches wie einen Muskelansatz bei mir fest.

Ich verbrachte auch einige Tage Urlaub in Stockholm und stellte zu meiner großen Freude fest, dass sich das keineswegs negativ auf mein Gewicht auswirkte. Das war aber auch nicht weiter schwierig, denn ich aß dort die meiste Zeit über köstlichen Lachs und andere Fische, die es bei uns in dieser Qualität und Frische leider nur ganz selten gibt. Die Süßigkeiten behagten mir aufgrund des meist ziemlich üppigen Karamellgeschmacks und des oft verwendeten Marzipans ohnedies eher weniger und für die landestypischen Lakritz-Spezialitäten konnte ich mich schon gar nicht begeistern. So fiel es mir nicht schwer, mich diesbezüglich zu beherrschen und ich spielte sogar kurz mit dem Gedanken, nach Schweden auszuwandern.

Wieder zu Hause angekommen, entdeckte ich auch, weshalb ich in Schweden am Vormittag wesentlich weniger hungrig war. Ich hatte dort eher eiweißhaltige Gerichte (Lachs, Rührei, Frischkäse und Knäckebrot) gefrühstückt, die offensichtlich länger satt machten. Also versuchte ich die Probe aufs Exempel.

Tatsächlich: Wenn viele Früchte in meinem Müsli waren

(vor allem Trockenfrüchte), dann bekam ich viel eher und schneller wieder Hunger. Wenn ich hingegen nur nicht so süße Beerenfrüchte verwendete oder das Obst überhaupt wegließ, war es spürbar besser. Ich fing an, damit herumzuexperimentieren und machte die Entdeckung, dass ich auf zu kohlehydratreiche Nahrungsmittel (Nudeln, Brot, süßes Obst) recht rasch mit neuem Hungergefühl reagierte. Sobald ich Fleisch mit Salat und Gemüse kombinierte und die Nudeln wegließ, war das dagegen überhaupt nicht der Fall. Ich schichtete also ein wenig um und versuchte gleichzeitig, nicht nur tierisches, sondern auch pflanzliches Eiweiß vermehrt in meine Nahrung einzubinden. Ich probierte auch Sojamilch und Sojajoghurts, erkannte aber recht schnell, dass mich der Geschmack nicht unbedingt überzeugte. Ein Schafmilch- oder Ziegenmilchjoghurt mit seinem charakteristischen Eigengeschmack war mir da schon lieber.

Scheinbar war das das Geheimnis, künftig Heißhungerattacken weitgehend zu vermeiden. Ich erkannte, dass eine ausgewogene Balance zwischen Eiweiß und kohlehydrathaltigen Nahrungsmitteln wichtig ist. Ich vermied es daher, reine Nudelgerichte oder zuckerhaltiges Obst in größeren Mengen zu essen und von da an ging es mir, was Heißhungerattacken und die Lust auf Süßes betraf, tatsächlich deutlich besser. Das war eine wirklich wesentliche Erkenntnis für mich.

Zu einer weiteren wesentlichen Erkenntnis verhalf mir Philipp. Eines Tages unterhielten wir uns über Idealgewicht, Körperfett und ähnliche Annehmlichkeiten und er meinte, dass es nicht alleine entscheidend ist, dass jemand schlank oder besonders dünn ist, sondern dass es vor allem auch darauf ankommt, wie viel Muskelmasse jemand hat. Auch sehr dünne Menschen können einen zu hohen Körperfettanteil haben, wenn sie beispielsweise überhaupt keinen Sport betreiben und sich zu einseitig ernähren. Na, das war ja wirklich etwas ganz Neues für mich! Da schielte ich immer den besonders schlanken Frauen hinterher, durchaus neidischen Blicks, wie ich zugeben muss, und dann waren die unter Umständen gar nicht so viel besser in Schuss als ich? Kaum zu glauben, oder?

Im Zuge unseres Gesprächs meinte er dann noch, dass es günstig wäre, wenn ich mir eine Pulsuhr zulegen würde, um so besser einschätzen zu können, ob ich im richtigen Herzfrequenz-Bereich trainieren würde. Er schlug vor, ein einfaches Grundmodell zu kaufen, denn das wäre vollkommen ausreichend für meine Zwecke. Er würde mir dann anhand meines Ruhepulses errechnen, in welchem Bereich ich sinnvoll trainieren könnte.

Das klang ja reichlich kompliziert! Ich dachte ja immer, dass solche Pulsuhren nur für Sportfreaks waren, die dann durch die Gegend hechten und alle paar Augenblick lang auf die Anzeige eben dieser Uhren schauen – vermutlich um nachzusehen, ob sie eh noch leben.

Um mich von der Notwendigkeit dieser Anschaffung zu überzeugen, schlug er einen kleinen Test vor. Ich legte dazu kurzfristig seinen Brustgurt um und er nahm die Uhr und ließ mich während einer Nordic Walking Runde schätzen, wie hoch mein Puls gerade war. Was soll ich sagen? Natürlich lag ich gnadenlos daneben, weil ich eben überhaupt kein Gefühl dafür hatte. Er meinte, genau deshalb sollte man, vor allem als Anfänger, mit einer Pulsuhr trainieren, damit man sich nicht überfordert und überschätzt. Gut – überzeugt! Also ging ich brav zum Sportgeschäft meines Vertrauens und kaufte mir das gewünschte Grundmodell – und schlug mich in der Folge tagelang mit den Eingaben dafür herum und brauchte ewig, bis ich mir merkte, welcher Knopf wofür gedacht war.

Da ich nun einen Spezialisten für solche Fragen bei der Hand hatte, konnte ich ihn ja auch gleich fragen, weshalb mich das Ergometer, sobald ich einen Pulswert von 145 erreicht hatte, automatisch „herunterstufte" und die Wattanzahl von sich aus reduzierte. Ich fühlte mich keineswegs kurz vorm Kollaps, wenn ich mich in diesem Bereich bewegte und war darüber einigermaßen erstaunt und irritiert.

Als ich ihm diese Frage stellte, musste er schmunzeln und fragte mich, ob ich eigentlich jemals die Bedienungsanleitung für das Ergometer durchgelesen hätte. Nein hatte ich nicht – weshalb auch? Ich lese grundsätzlich keine Bedienungsanleitungen! Es war ja sowieso selbsterklärend: Raufsetzen, strampeln – fertig. Nun lachte er und meinte, dass das die Werkseinstellungen seien, die absichtlich so niedrig gehalten sind, damit keine Schadenersatzforderungen an den Hersteller gerichtet werden können – und dass man diese Einstellungen ganz einfach ändern könne. Er meinte, wenn ich mein Training einigermaßen sinnvoll absolvieren wolle, dann müsse ich das sogar tun. Er versprach, mir bei der Berechnung meiner persönlichen Trainingsbereiche zu helfen und mein „Training" so auf eine etwas professionellere Basis zu stellen.

Na fein! Da plagte ich mich nun schon monatelang ab und dann stellt sich, quasi nebenbei, heraus, dass das alles gar nicht effizient war, was ich da so im Schweiße meines Angesichts betrieb? Gut, dass ich endlich einen Profi an der Angel hatte, der mir diesbezüglich auf die Sprünge helfen würde.

Immerhin schaffte ich es, trotz des scheinbar ineffizienten Trainings, bis zum 3. 12. 2007 stolze 34,6 kg abzunehmen und wog nur mehr 63,2 kg. Das große Ziel rückte in immer greifbarere Nähe und das stimmte mich optimistisch.

Aus der Sicht des Trainers: Von neuen Kunden und Herzschlägen pro Minute

„Frau Silber? Entschuldigen Sie bitte, ich hätte Sie beinahe nicht gefunden …“ Etwas später als telefonisch vereinbart betrat ich die Wohnung. Ich hatte von meiner Auftraggeberin, einer bekannten Versicherung, die falsche Adresse meiner neuen Kundin erhalten. Als gebürtigem Kärntner war es für mich nicht ganz einfach, in dem fremden Wiener Gemeindebezirk die Orientierung wiederzuerlangen. Zum Glück war die falsche Adresse von der richtigen nicht weit entfernt.

Vor nunmehr zehn Jahren war ich nach Matura und dem Pflichtdienst beim Bundesheer aus Kärnten nach Wien gekommen, um auf der Schmelz Sportwissenschaften und Prävention zu studieren. Neben meiner Tätigkeit als Personaltrainer arbeite ich seit 5 Jahren bei besagter Versicherung als VitalCoach und wurde diesmal als Ersatz für eine verletzungsbedingt verhinderte Kollegin für Frau Silber engagiert.

Für mich ist es immer wieder spannend, neue Kunden zu besuchen. Wem werde ich begegnen? Welche Ziele und Wünsche werden an mich herangetragen? Geht es ganz allgemein um Wohlbefinden und Fitness oder gibt es gar körperliche Beschwerden, die es zu lindern gilt? Welche Erwartungen werden an mich gestellt? Oft sind es ähnliche Gründe, die die Kunden bewegen, einen Personal Coach anzufordern. Dennoch steht jedes Mal ein anderer Mensch mit ganz persönlichen Zielen dahinter.

Das Erstgespräch zwischen einem Kunden und seinem Coach ist sehr wichtig. Grundsätzlich lässt sich ziemlich bald erkennen, ob die Chemie zwischen den beiden stimmt und somit die Zusammenarbeit erfolgreich verlaufen kann. Wenn es nicht gelingt, recht schnell ein solides

Vertrauensverhältnis aufzubauen, ist die Chance auf einen gedeihlichen Erfolg eher gering.

Das war sie also, meine neue Kundin: Frau Alexandra Silber war eine „vollschlanke" Dame, die mir bereits in den ersten Gesprächsminuten den Grund für mein Engagement nannte. Ihr schmerzendes Knie hatte sie dazu veranlasst, eine Gewichtsreduktion in Angriff zu nehmen. Sie hatte zu dem Zeitpunkt unseres ersten Treffens bereits über 25 kg abgenommen! Aus eigenem Willen, durch eine gute Ernährungsumstellung und vermehrte körperliche Aktivität. Wirklich eine tolle Leistung! Sie erzählte mir von ihrem Ziel, dass sie ihrem Knie zuliebe noch mehr als 10 Kilogramm abnehmen wollte.

Ich fragte sie daraufhin, ob sie denn ihren Körperfettanteil kenne. Ich gebe zu, das war nicht unbedingt eine charmante Frage gleich zu Beginn unserer Zusammenarbeit. Für mich ist dies jedoch eine wichtige Information in Bezug auf das Bewegungsverhalten und auf diverse Risikofaktoren. Sie kannte ihren Wert übrigens nicht.

Nichtsdestoweniger stellte ich schnell fest, dass ich es mit einer äußerst motivierten, aber eher unsportlichen Dame zu tun hatte. Dies war wohl auch der Grund für kleine Unsicherheiten, die ich an ihr bemerkte. Dennoch spürte ich sofort ihre Entschlossenheit, ihrer Gesundheit etwas Gutes tun zu wollen.

Wir begannen mit dem Anamnesegespräch. Viele Fragen musste ich ihr nicht stellen, denn Frau Silber schien gerne zu reden und erzählte mir ja fast schon unaufgefordert alle relevanten Details zu ihrer Person. So notierte ich mir in meinem Fragebogen alles Wichtige über ihren Allgemeinzustand, ihr Bewegungsverhalten, ihre Arbeitsplatzsituation, eventuelle Risikofaktoren bezüglich des Herzkreislaufsystems und mögliche Bewegungseinschränkungen. Außerdem informierte ich mich über die zeitlichen Möglichkeiten für neue Aufgaben. Frau Silber hatte schon längere Zeit Knieschmerzen, die sich vor allem bei größeren Belastungen bemerkbar machten. Außerdem litt sie an Rückenschmerzen im Lendenwirbelsäulenbereich, die meist beim Aufstehen auftraten.

Bei ihr handelte es sich demnach um klassische Überlastungs- und Abnutzungserscheinungen in den betroffenen Gelenken, was auch durch diverse ärztliche Befunde bestätigt wurde.

Ich schrieb mir in meinem Anamnesebogen alles mit, um schließlich die ersten Ziele und konkreten Vereinbarungen unserer gemeinsamen Arbeit zu definieren. In erster Linie galt es, ihre Knie- und Rückenschmerzen zu minimieren. Sie wollte ihren alltäglichen Tätigkeiten wieder schmerzfrei nachgehen können. Mein Augenmerk legte ich daher auf die Steigerung ihrer Beweglichkeit und Rumpfstabilität. Zudem wollten wir ihren BMI (Body Mass Index) senken, um Risikofaktoren für Herzkreislauferkrankungen herabzusetzen und planten dafür ein Ausdauerprogramm.

Wegen ihrer mangelnden Trainingserfahrung war es wichtig, behutsam an die Sache heranzugehen. Mir war es wichtig zu wissen, dass ihr Herz bei sportlichen Belastungen gut arbeitet und gut durchblutet wird. Daher empfahl ich eine sportärztliche Untersuchung.

Mit großer Freude erblickte ich ein Ergometer in ihrem Wohnzimmer. Allerdings schien das Radfahren in der Wohnung noch nicht zu ihren Lieblingsbeschäftigungen zu zählen.

Aus ihren Erzählungen glaubte ich entnehmen zu können, dass bezüglich ihrer Gewichtsabnahme eine gewisse Stagnation eingetreten war. Im wahrsten Sinne des Wortes „trat sie etwas am Stand“. Ich wollte ihr daher neue und aktivierende Bewegungsaufgaben zukommen lassen:

„Kennen sie Nordic Walking? ... Doch, doch, das ist ein

Sport!“ Nordic Walking wird oft unterschätzt und leider auch oft falsch durchgeführt. Doch bei richtiger Technik und guter Vorbereitung stellt diese Sportart eine tolle Möglichkeit dar, sich ausdauernd und effektvoll zu bewegen.

Ist dieser Sport auch effektiv genug für eine Gewichtsreduktion? Die Antwort lautet klar und deutlich: ja. Denn jede Bewegung, jeder Schritt, ob im Alltag oder im Beruf, verbraucht Energie und natürlich erhöht jede zusätzliche sportliche Betätigung den Energieverbrauch um ein Vielfaches.

Ich selbst betreibe seit meiner frühesten Kindheit Sport. Meine Eltern sagen, ich sei mit allen möglichen Sportschuhen, -bällen und -schlägern dieser Welt geboren. Seit jeher spiele ich Tennis, Tischtennis, Basketball, Handball und Volleyball, fahre Ski und noch vieles mehr. Alles jedoch eher durchschnittlich und für eine etwaige Sportkarriere nicht ausreichend gut. Sie können mir irgendeinen Ball in die Hand geben und ich weiß etwas damit anzufangen.

Mein früherer Lieblingssport war immer Fußball. Heute habe ich den großen Ball durch einen kleineren ersetzt – einen Golfball. Wahrscheinlich fragen Sie sich nun, ob Golf tatsächlich ein Sport ist? Viele behaupten, man bewege sich dabei nicht einmal richtig. Ich halte Golf inzwischen für den Sport schlechthin: Er fordert gleichermaßen Körper, Geist und Psyche in ungeahnter Weise. Alle, die Golf selber ausüben, werden mich verstehen. Jene, die es noch nie ausprobiert haben, vermutlich nicht.

Was macht nun eigentlich den Unterschied zwischen Bewegung und Sport aus? Gibt es ihn überhaupt? Wenn ja, ist beides zur langfristigen Gewichtsreduktion und allgemein zur Förderung der Gesundheit geeignet?

Sport ist eine Definitionssache und jeder hat seine eigene Einstellung zu diesem Thema.

Einmal beobachtete ich einen Mann, der einer Straßenbahn hinterherlief. Er konnte sie nicht mehr rechtzeitig erreichen, schimpfte lautstark und meinte, dass er für diese Woche nun „genug Sport gemacht" habe. Ich muss ihn leider enttäuschen: Diese Bewegung ist kein Sport, obwohl der Mann mit vollem Einsatz bei der Sache war.

Wenn Sie nun auf dem Fairway hinter einem Golfball her sind, dann wird das sehr wohl als Sport bezeichnet. Auch wenn Sie eigentlich „nur" gehen. Sie sehen also, der Begriff hat nichts mit der Bewegungsgeschwindigkeit zu tun. Bewegung und Sport haben allerdings etwas gemeinsam: Bei beidem wird Energie verbraucht und Ihre Muskeln werden bewegt.

Bewegung ist jegliche Art von körperlicher Aktivität, bei der Muskeln dynamisch eingesetzt werden. Sie ist *das* Medium des Lebens und der Gesundheit. Bewegung wird zum Sport, wenn sie abgehoben von der Zweckorientierung des Alltags eingesetzt wird.

Ich möchte an dieser Stelle auch den Begriff „Training" erklären: Sport wird zum Training, wenn sich wiederholende, körperlich wirksame Reize systematisch eingesetzt werden. Diese Reize haben das kurz- und/oder langfristige Ziel, die Belastbarkeit und Leistungsfähigkeit des Körpers zu steigern.

In diesem Buch werden Ihnen diese Begriffe immer wieder unterkommen. Und auch Frau Silber und ich versuchten, aus diesen drei Bereichen ihr ganz individuelles Bewegungspaket zu schnüren.

Heutzutage sieht es in den Industrienationen leider so aus, dass man anstelle der Frage „Treiben Sie Sport?" eigentlich „Bewegen Sie sich noch?" stellen müsste. Untersuchungen zeigen, dass ein durchschnittlicher Büroangestellter kaum mehr als 5 000 Schritte am Tag zurücklegt. Umgerechnet entspricht das einer zügigen Gehzeit von ungefähr 40 bis 45 Minuten am Tag. Der durchschnittliche

Österreicher bewegt sich rund 1 bis 1½ Stunden pro Tag. Eine Untersuchung bei 10- bis 14-Jährigen hat ergeben, dass sich die Jugendlichen an einem Tag 2 Stunden und 57 Minuten bewegen. Da ist die Bewegung in der Schule bereits mitgerechnet. An einem normalen Schultag befinden sich die Jugendlichen demnach rund 21 Stunden in einem Bereich, der dem Sitzen entspricht. Dafür haben viele beim momentan sehr beliebten Computerspiel „World of Warcraft®" bereits den Magierstatus erreicht. Das ist ja auch etwas, oder?!

Allerdings bringt das dem eigenen Körper nichts. Erwachsene verlieren dabei allmählich ihre körperliche Leistungsfähigkeit und Kinder bzw. Jugendliche können diese erst gar nicht entwickeln.

Unter einer solchen Bewegungsabstinenz leidet natürlich vor allem unsere Muskulatur und darunter wiederum unser Stoffwechsel. Sehr oft schleicht sich zu einem mangelnden Bewegungsverhalten ein unausgewogenes Ernährungsverhalten ein und eine ausbalancierte Energiebilanz ist kaum mehr zu schaffen. Es ist daher nicht weiter verwunderlich, dass jeder dritte Mann und jede fünfte Frau in Österreich übergewichtig sind.

Der Body Mass Index (BMI) bewertet das Körpergewicht in Relation zur Körpergröße und ist somit weitaus aussagekräftiger als das Gewicht allein. Er wird aus dem Quotienten des Körpergewichts in Kilogramm und der Körpergröße in Metern zum Quadrat berechnet.

$$\frac{\text{Körpergewicht (in kg)}}{\text{Körpergröße} \times \text{Körpergröße (in m)}}$$

Wenn eine Frau zum Beispiel 78 kg schwer und 1,63 m groß ist, wird ihr BMI folgendermaßen berechnet:

78 kg : (1,63 × 1,63) = 78 kg : 2,6569 = 29,3, also rund 29.

Bei Werten zwischen 25 und 30 spricht man von Übergewicht, bei einem Wert ab 30 von Adipositas (Fettsucht). Experten schätzen weiters, dass in den westlichen Industrienationen etwa 8 bis 12% der Bevölkerung einen Body Mass Index über 30 haben und somit an Fettsucht leiden.

Frau Silber wog in ihrem „alten“ Leben rund 98 Kilogramm. Bei ihrer Körpergröße von 157 cm ergab das einen BMI-Wert von rund 39,8*). Der Normalwert liegt bei 21 bis 26. Sie litt daher laut Definition unter Fettsucht. Das mag sehr hart klingen, ist aber nicht von der Hand zu weisen. Durch die Ernährungsumstellung, vermehrte Bewegung und ihren eisernen Willen konnte sie sich selber „heilen“. Bei unserem Anamnesegespräch wog sie rund 70 Kilogramm und hatte somit einen BMI von 28,4.

Frau Silber bewegte sich über den Tag verteilt sehr gut. Ich stellte mir nun die Frage, ob die Bewegung allein genügen wird, um ihr Ziel zu erreichen. Ich stellte auch ihr diese Frage und wir waren uns beide einig, dass mehr Sport am Wochenplan stehen sollte. Darüber hinaus, ohne dass sie es wusste, machte ich mir bereits konkrete Gedanken über ein spezifisches Trainingsprogramm.

Neben dem Radfahren und dem Fahren am Ergometer sollte sie Nordic Walking zu einem weiteren Bestandteil ihrer sportlichen Tätigkeit machen. Zudem sollten auch Kräftigungsübungen für die Muskulatur wichtig werden.

Ich schob kurzerhand in unsere erste Einheit ein paar Übungen mit dem Thera-Band® ein. Zu ihrem „Glück“ war noch Zeit dafür vorhanden. Das Thera-Band® ist ein elastisches Band aus Latex, mit dem bei richtiger Anwendung mittels gezielter Übungen sehr viele unterschiedliche Muskeln und Muskelgruppen trainiert werden können. Es

---

*) 98 kg : (1,57 × 1,57) = 98 : 2,4649 = 39,75

lässt sich leicht überall hin mitnehmen und wird daher auch gern als „kleinstes Fitness-Studio der Welt“ bezeichnet.

Ich fragte sie anschließend an die Übungen nach ihrem Befinden. Sie meinte, diese wären kein Problem gewesen. Ein bisschen gespürt hätte sie ihre Muskeln schon, aber nicht sonderlich stark. Gut, meinte ich, dann könnten wir auf jeden Fall die Übungen durch ein paar neue erweitern und die Intensität erhöhen. Darauf erwiderte sie kein Wort.

In unserer nächsten Einheit wiederholten wir die Übungen mit dem Thera-Band®.

„Mit der nächsten Übung kräftigen wir den Latissimus, einen großen Rückenmuskel. Sehr gut, Arme strecken und schön von oben nach unten ziehen. Wie spüren Sie den Muskel?“ Wieder kam kein Wort von Frau Silber, nur ein kurzes Nicken. Es war schwer abzuschätzen, wie intensiv sie die Übungen spürte, es war auch nicht an ihrer Mimik erkennbar.

Ich konnte nicht ahnen, wie sehr sie die Übungen spürte, aber das war schon gut so. Gerade zu Beginn eines Trainings ist ein Muskelkater völlig normal. Ich weiß dann, dass der Übungsreiz stimmt und der Organismus sich auf die neue Situation einzustellen beginnt. Am Ende unserer Einheit bot ich ihr noch das Du-Wort an. Unter Sportlern ist das üblich und vereinfacht auch die Zusammenarbeit.

Nachdem nun Alexandra ihre Muskulatur ausreichend gestärkt hatte, stand in unserer nächsten Einheit einer Runde Nordic Walking in der Natur nichts mehr im Wege.

Bevor wir losmarschierten, bot ich ihr mein Pulsmessgerät an, damit ich erfahren konnte, in welchem Herzschlagbereich sie sich bei der Bewegung befand. Mit einem sehr skeptischen Blick schnallte sie sich das Ding um. Während der Runde konnte ich sie einigermaßen davon überzeugen, dass es durchaus sinnvoll ist, die Herzfrequenz bzw. den Puls zu messen. Sie hatte ihre Daten übrigens maßlos überschätzt.

Der Puls ist ein wunderbares Instrument, um den eigenen Körper besser kennen zu lernen. Die Pulsuhr ist ein einfaches und doch hervorragendes Instrument zur Kontrolle der individuellen Herzfrequenz. Jeder, der seinen Körper der Gesundheit zuliebe trainieren will, sollte sich mit ein paar wenigen, aber sehr wichtigen Begriffen vertraut machen. Ich stelle meinen Kunden dazu sehr gerne die Aufgabe, ihren *Ruhepuls* festzustellen. Das ist jener Puls, den Sie in der Früh gleich nach dem Aufwachen im Bett liegend fühlen können. Setzen Sie dazu den Zeige- und Mittelfinger an ihre Halsschlagader und zählen Sie Ihren Pulsschlag in einer Minute.

Ein ausgeruhtes, sportliches und gesundes Herz schlägt weniger oft in der Minute als ein untrainiertes und gestresstes Herz. Zum Beispiel schlägt das Herz eines durchschnittlichen Österreichers 75 Mal in der Minute, das eines Sportlers rund 40 bis 50 Mal.

Ihren *Maximalpuls* erreichen Sie, wenn Sie fast an Ihre Grenzen gehen. Das ist jener Pulswert, den Sie haben, bevor Ihre arbeitende Muskulatur bei entsprechender Bewegung aufgrund von Ermüdung aufgibt. Das ohne ärztliche Aufsicht auszuprobieren ist natürlich nicht empfehlenswert und deshalb helfen wir uns mit der bekannten Faustregel: Maximalpuls = 220 minus dem Lebensalter bei Männern und 225 minus dem Lebensalter bei Frauen. Sie sehen hier, dass der Maximalpuls geschlechtsabhängig ist und mit zunehmendem Alter sinkt.

Bei Alexandra wäre der Maximalpuls also so auszurechnen: 225 – 40 = 185, da Alexandra zum Zeitpunkt unseres Trainings gerade 40 Jahre alt war.

In unserer dritten Einheit legten wir unsere Aufmerksamkeit auf das Ergometer und Alexandras Pulswerte beim Training.

Ich habe Alexandras individuelle Pulsbereiche mit Hilfe der Karvonen-Formel berechnet. Mit dieser Methode wird neben dem Maximalpuls auch der Ruhepuls zur Bestimmung der Trainingsherzfrequenz herangezogen.

Für untrainierte und gesundheitssportorientierte Menschen ist diese Formel, die der finnische Marathonläufer Veikko Karvonen im Jahr 1957 veröffentlichte, nach wie vor eine der besten Methoden, um ihr Training zu steuern. Um genauere Werte der einzelnen Ausdauerbereiche zu erhalten, empfiehlt sich allerdings eine sportmedizinische Untersuchung.

Die Formel lautet:

(Maximalpuls – Ruhepuls) × Faktor + Ruhepuls

Sie nehmen dabei Ihren oben errechneten (oder vom Arzt festgestellten) Maximalpuls und ziehen davon Ihren Ruhepuls ab. Diesen Wert multiplizieren Sie mit einem bestimmten Faktor und addieren nun Ihren Ruhepuls. Diese vorgegebenen Faktoren sind Prozentsätze und entsprechen verschiedenen Intensitätsbereichen. 0,6 entspricht hier zum Beispiel einer Trainingsintensität von 60%, 0,9 entspricht einer Trainingsintensität von 90%. Die verschiedenen Bereiche kennzeichnen verschiedene Bereiche des Trainings.

Unter den Intensitäten verstehen wir jeweils unterschiedliche Belastungen in Prozent der maximalen Leistungsfähigkeit (Maximalpuls) des Organismus. Der Trainingsreiz beim Ausdauertraining wird dann wirksam, wenn der Herzmuskel bei der Belastung vollständig mit Blut gefüllt wird. Dies geschieht durch die arbeitende Muskulatur, die das Blut bei der Bewegung zurück zum

Herzen pumpt. Bei 60% der maximalen Leistungsfähigkeit (0,6) ist dies der Fall. Belastungen unter diesem Bereich (40 bis 50%) fördern bei entsprechender Bewegung „lediglich" die Regenerationsfähigkeit.

Je nachdem, mit welcher Intensität Sie trainieren, erhalten Sie Werte, die einen bestimmten Ausdauerbereich kennzeichnen. Insgesamt gibt es vier Ausdauerbereiche, die mit A1 bis A4 gekennzeichnet werden. So können Sie gut steuern, wie intensiv Sie trainieren und wie weit Ihre körperliche Belastung geht. (Genaueres zu den Trainingsbereichen finden Sie auch auf Alexandras Website!)

Ein Beispiel zur Berechnung nach obiger Formel finden Sie nun im Folgenden:

$$\begin{aligned}&\text{Herzfrequenz beim Training} =\\&= (\text{Maximalpuls} - \text{Ruhepuls}) \times \text{Faktor} + \text{Ruhepuls} =\\&= (185 - 65) \times 0{,}6 + 65 =\\&= 137\end{aligned}$$

So erhalten Sie den Grundwert für die Herzfrequenz des ersten Ausdauerbereichs (A1) mit 137 Schlägen. Der Endwert des ersten Ausdauerbereichs errechnet sich mit der Intensität 0,7. In diesem Fall wären das 149 Schläge (185 – 65) x 0,7 + 65 = 149). In unserem Beispiel liegt der A1-Bereich bei 137 bis 148 Schlägen. Rechnen wir weiter (mit höheren Intensitäten), so liegt der A2-Bereich zwischen 149 und 161 Schlägen. Der A3-Bereich liegt demnach zwischen 161 und 173, der A4-Bereich beginnt bei rund 173 Schlägen pro Minute.

„Sehr gut Alexandra, du liegst nun mit deiner Herzfrequenz von 143 Schlägen optimal im A1-Bereich. Dein Körper holt sich in diesem Bereich seine Energie zu rund

50% aus Fett. Die anderen 50% holt er sich aus Zucker. Wir bezeichnen den A1-Bereich auch als optimale Fettverbrennungszone. Das Training im A1-Bereich wird umso effektiver, je länger du dich darin bewegst.“ Fälschlicherweise wird oft geglaubt, dass Fett erst nach 20 Minuten verbrannt werden kann. Generell wird Fett immer verbrannt, vor allem in Zeiten der Ruhe. Eine vermehrte Fettverbrennung für die Energiebereitstellung braucht etwas Anlaufzeit, um auf Touren zu kommen und dies entspricht rund 20 bis 30 Minuten.

Je höher Sie in die Ausdauerbereiche gehen, desto intensiver wird die Belastung für Ihren Körper. Die Energie muss schneller bereitgestellt werden. Deshalb wird in den Bereichen A2 und A3 immer mehr Zucker verbrannt, zuungunsten der Fettverbrennung. Der Vorteil dabei ist, dass innerhalb kürzerer Zeit mehr Kalorien verbraucht werden.

Die vier beschriebenen Ausdauerbereiche können schließlich bei verschiedensten Ausdauermethoden angewandt werden, um das Ziel des Sportlers zu erreichen.

Beginnen Sie als Trainingseinsteiger im A1- und A2-Bereich. Untrainierten empfehle ich einen Trainingsbereich knapp unterhalb von A1, um eine Überforderung zu vermeiden. Ein intensives Training im A3- und A4-Bereich sollte nur von gut trainierten Personen durchgeführt werden.

Wichtiger als jede Pulsuhr und jede Beachtung des richtigen Herzfrequenzbereichs ist jedoch die Freude an der Bewegung selbst. Je mehr Spaß Sie an der Sache selber finden, desto kürzer wird die Leine Ihres inneren Schweinehunds.

Bewegung, Sport und Training sind unsere Werkzeuge für einen gesunden Lebensstil. Durch deren Einsatz kurbeln Sie Ihren Stoffwechsel an und steigern Ihre Leistungsfähigkeit. Ob Sie sich nun mehr bewegen, öfters Sport treiben oder sogar trainieren wollen, bleibt Ihnen überlassen. Im Dreierpack genossen erreichen Sie jedoch früher Ihr Ziel und diese Art von Training ist bei richtiger Dosierung keinesfalls gesundheitsschädlich.

4. Dezember 2007 bis 3. Februar 2008

Winterzeit: Kalorienzeit

„Allem kann ich widerstehen,
nur nicht der Versuchung."
(Oscar Wilde)

Der Vorweihnachtszeit mit all ihren kulinarischen Verlockungen sah ich mit etwas gemischten Gefühlen entgegen. Bisher war ich ja recht erfolgreich mit meinen Bemühungen gewesen und wollte das Erreichte nicht leichtfertig aufs Spiel setzen. Andererseits, zugegeben, gibt es kaum eine Kekssorte, der ich widerstehen kann. Ich versuchte also, mir eine gewisse Strategie gegen Gewichtsschwankungen und Kaloriendesaster zu überlegen, ohne dabei furchtbar hungern und verzichten zu müssen. Immerhin ist Weihnachten ja nur einmal im Jahr ...

In diesem Zusammenhang finde ich die Ermahnungen der diversen Frauenzeitschriften immer wieder originell. Einerseits wird einem dort mit drohendem Zeigefinger und diversen Schreckenstabellen vor Augen geführt, wie furchtbar üppig die Keksverlockungen denn so sind, und dass man – leider stimmt das ja auch wirklich – fünf lächerliche Vanillekipferl gegen eine warme, sättigende Mahlzeit eintauschen könnte. (Es stellt sich in diesem Zusammenhang nur die Frage: Will das jemand?) Als hilfreiches Mittel findet sich im gleichen Heft mit Sicherheit eine „garantiert wirksame Vorweihnachtsdiät", die die

Kilos angeblich nur so purzeln lässt. Wenige Seiten davor oder danach stehen dann allerdings mehrere Keks-, Torten- und Kuchenbackrezepte, bei denen von „bewusst kalorienreduziert“ überhaupt keine Rede sein kann. Ich weiß dann nie so recht, ob ich mich darüber amüsieren oder ärgern soll. Offensichtlich will man es allen Lesern gleichzeitig recht machen. Aber wie im wirklichen Leben auch, kann man eben nicht alles haben: Allen Verlockungen der Vorweihnachtszeit frönen und gleichzeitig dabei abnehmen schließen einander definitiv aus.

Um mich selbst nicht unter Druck zu setzen und mir jeglichen Genuss zu versagen, beschloss ich, in der Weihnachtszeit nicht weiter abzunehmen, sondern das Gewicht „einfach“ (was ist schon einfach?) zu halten und erst nach den Feiertagen wieder nach bewährtem Programm weiterzumachen.

Passenderweise bekam ich rechtzeitig vor dem Fest ein neu erschienenes Kekse-Backbuch und stürzte mich gleich ins Vergnügen und buk und buk und buk: Insgesamt 14 Sorten! Leider muss ich an dieser Stelle verschämt zugeben, dass schon das eine oder andere Keks, noch lauwarm, direkt vom Blech in meinen Mund gewandert ist. Vor Weihnachten und ganz frisch schmecken diese Leckereien ja besonders gut.

Mein Sohn unterstützte mich dabei sehr tüchtig. Ich bemerkte aber auch seine großen Augen und erstaunten Blicke, als er sah, aus welchen (Un-)Mengen an Fett und Zucker die jeweiligen Teige bestehen. Seine Frage: „Was, das alles gehört da hinein?“, machte mir erst richtig bewusst, dass die kleinen Köstlichkeiten schon ziemlich große Kalorienbomben sind.

Das hielt uns dennoch nicht davon ab, ein Blech nach dem anderen zu füllen und es machte auch richtig Spaß, vor allem, weil es zeitweilig dicke Flocken schneite, was ja während der Weihnachtszeit leider recht selten passiert. Ich suchte aber auch ganz bewusst Rezepte aus, die nicht gar so üppig waren, wie Vanillekipferln & Co und wurde dabei auch durchaus fündig. Wir machten Lebkuchen (immerhin fettfrei, wenn auch nicht gerade „Schonkost"), Früchtebrot, Kokosbusserln und die in der Familie schon seit Langem geschätzten „Hausfreunde". Hier wandelte ich das bestehende Familienrezept kurzerhand ab und ersetzte Orangeat und Zitronat durch getrocknete Zwetschken, Marillen und Rosinen. Den üblichen Rübenzucker ersetzte ich kurzerhand durch hellen Rohrzucker und stellte fest, dass das Endergebnis zwar anders schmeckte als üblich, aber keineswegs schlechter. Auf diese Weise konnte ich die Schnitten ja schon beinahe als „Gesundheitskost" bezeichnen.

Ich gönnte mir zwischendurch zwar durchaus das eine oder andere Vanillekipferl, hielt mich ansonsten aber eher an Lebkuchen, Früchtebrot & Co. Auf diese Weise kam ich auch zu meinen vorweihnachtlichen Freuden und hatte nicht ständig den Eindruck, fasten zu müssen. Dazu muss ich allerdings sagen, dass gerade Vanillekipferln keine allzu große Bedrohung für mich darstellen, weil ich mich eindeutig und aus Überzeugung der Schokoholiker-Fraktion zurechne. Schokobusserln, Schokokugerln mit einer Rumweichsel oder in Bitterschokolade getauchte Rumpflaumen – da muss ich mich wirklich beherrschen. Die Vanillekipferln bereiten mir in diesem Zusammenhang auf jeden Fall die geringsten Sorgen.

Der von mir überaus geschätzte Autor Daniel Glattauer, dessen literarischen Werdegang ich bereits seit „Standard"-Zeiten verfolge und über so manches seiner dort erschienenen „Einser-Kastl" geschmunzelt habe, beweist übrigens in seiner „Typologie der Vanillekipferl-Esser", dass man sich diesem Thema auch mit Humor annähern kann, und so möchte ich Ihnen den folgenden Ausschnitt daraus nicht vorenthalten:

„Kalorienmäßig genießt das Kipferl einen katastrophal schlechten Ruf. Völlig zu Unrecht, wie mit Poldi Hauser belegt werden kann (Poldi Hauser, Mann von Hermi Hauser – rote Wangen, rosa Pudel, weinroter Bauchschutz).
Unglaublich, aber wahr: Poldi nimmt beim Vanillekipferlverspeisen ab.
Hier die genauen Maße: Ein Vanillekipferl kommt auf 50 Kalorien. Um fünf Stück abzubauen, müsste Poldi 20 Minuten joggen, aber er hat nur eine einzige Jogginghose, und die braucht er fürs Fernsehen. Oder er müsste eine halbe Stunde Skilanglaufen, aber leider schläft er bereits beim Zuschauen ein. Oder er müsste 40 Minuten den Fußboden aufreiben, doch das würde Hermi niemals zulassen. Poldis Rechnung geht anders auf. Er verbraucht: 20 Kalorien bei der Suche nach Hermis je aktuellem Vanillekipferlversteck; 10 Kalorien aus Angst, erwischt zu werden; 20 Kalorien, weil er tatsächlich erwischt wird; 10 Kalorien, um sich Hermis scharfem Befehl, die Kipferl sofort wieder zurückzulegen, zu widersetzen; 20 Kalorien, um sie panikartig in den Mund zu stopfen und hinunterzuwürgen; 120 Kalorien, um diese Tat im anschließenden Streitgespräch über den Sinn des Weihnachtsfests zu verteidigen. Ergibt: 200 Kalorien. Das sind vier Vanillekipferln. Wiederholt er den Vorgang alle zehn Minuten, heißt das: Poldi kann täglich 144 Vanillekipferln essen, um sein Gewicht zu halten. Da er in der Nacht pausiert, nimmt er sukzessive ab. Hermi macht sich bereits Sorgen.“

Nachdem ich bei uns die Kekse backe und demzufolge leider auch die Verstecke nur allzu gut kenne, musste ich mich selbst überlisten: Ich stellte die Keksdosen recht weit oben auf den Kasten, wo ich sie nur mit der Leiter erreichen konnte. Wenn man die Verlockungen nicht unmittelbar vor den Augen stehen hat, fällt es auch leichter, nicht ständig die Keksdosen aufzumachen und hineinzugreifen. Wohlmeinende Freunde schlugen mir vor, ich könne die Keksdosen gerne bei ihnen „zwischenlagern". Da ich meine Freunde aber sehr gut kenne, wusste ich nur zu gut, wo diese „Zwischenlagerung" enden würde, und konnte diesen Vorschlag, sehr zu ihrem Bedauern, leider nicht annehmen.

Ich verschenkte aber durchaus die eine oder andere Dose an meine Freunde, sehr zum Leidwesen meiner beiden männlichen Mitbewohner, die mit Nachdruck reklamierten, dass sie viel zu wenig bekommen hätten und ich einerseits zu viel verschenkt und andererseits zu viel selbst gegessen hätte. Das ist selbstverständlich ein Gerücht, das ich an dieser Stelle nicht bestätigen kann!

Gewissermaßen um „Schadensbegrenzung" zu betreiben, versuchte ich, besonders leicht und vitaminreich zu kochen und setzte häufiger als sonst Fisch mit Gemüse und Reis oder meine heiß geliebten Suppen auf den Speiseplan. Suppen liebe ich in allen Varianten, weil sie leicht und unkompliziert zuzubereiten sind und bei Bedarf vorgekocht oder eingefroren werden können. Man kann sie auch mit ins Büro nehmen und dort leicht aufwärmen sowie mit etwas frischer Kresse, Schnittlauch oder Petersilie noch ein bisschen gesünder machen. Durch die Zugabe verschiedener Gewürze oder Gemüsesorten kann man sie immer wieder einfach abwandeln und sie schmecken dadurch niemals langweilig. Sie sind leicht verdaulich und aufgrund des niedrigen Kaloriengehalts geradezu ideal für diese Jahreszeit. Jedenfalls habe ich noch keinen Menschen kennengelernt, der glaubhaft machen hätte können, dass seine Gewichtsprobleme von einem Zuviel an Suppe stammen!

Bei uns besonders häufig am Speiseplan standen im Herbst und Winter Kürbissuppe (bevorzugt mit Kürbiskernen und einem kleinen Schuss Kernöl), Karotten-Ingwersuppe, Erdäpfel-Schwammerlsuppe sowie meine heiß geliebte Hühnersuppe, die schon Kultstatus erreicht hat und bei Unpässlichkeiten in fast allen Lebenslagen hilft.

Bei diversen Einladungen mit Buffet ließ ich die Hauptspeise zugunsten der Desserts (irgendein Laster braucht der Mensch ja schließlich!) stehen und begnügte mich mit einer kleinen Vorspeisenportion. Auf diese Weise hatte ich nicht das Gefühl, etwas zu verpassen, war aber auch nicht annähernd so „vollgestopft" wie früher, als ich – Genussmensch durch und durch – mich durch alles und jedes kostete, um nur ja nichts zu versäumen. Mittlerweile wählte ich kritisch aus und probierte nur mehr jene Dinge, die entweder selten oder besonders lecker sind, bevorzugt jedoch solche, die ich nicht selbst zubereiten konnte.

Wenn besonders intensive Feiertage im Familienkreis bevorstanden, versuchte ich schon im Vorfeld, gegenzusteuern, und hielt mich mit Alkohol (Punsch & Co) möglichst zurück. Was sich darüber hinaus sehr bewährte, war das von mir mittlerweile gelegentlich praktizierte „Dinner-Cancelling", also der (ersatzlose) Verzicht auf das Abendessen. Diese Idee ist nicht annähernd so neu, wie uns der neudeutsche Name vielleicht suggerieren möchte.

Ehrlich gesagt, klingt das auch schlimmer, als es in der Praxis ist. Ich weiß nicht, wie es Ihnen dabei geht: Bei mir kommt oft der Appetit mit dem Essen. Obwohl ich manchmal nur eine Kleinigkeit abends essen möchte, werde ich dann während des Essens so richtig hungrig und könnte essen ohne Ende. Da fällt es mir leichter, gleich gar nicht erst damit anzufangen. Wenn Sie nun der Meinung sind, dass das nicht besonders kommunikativ ist, dann haben Sie selbstverständlich bis zu einem gewissen Grad recht. Natürlich setze ich mich nicht unbedingt zu meiner Familie und sehe den anderen beim Essen zu, so souverän bin ich auch wieder nicht in meiner Selbstbeherrschung.

Ich erledige in der Zwischenzeit andere Dinge (das Essen dauert ja meist ungleich kürzer als die Vorbereitung dafür) und nachher setzen wir uns dann gemütlich zusammen – ich häufig mit einer Tasse dampfend heißem Tee – und wir besprechen dann die Ereignisse des Tages. Auf diese Weise kommt auch die Kommunikation nicht zu kurz.

Gerade wenn ich einen Abend lang nichts gegessen habe, schlafe ich besonders gut und bin in der Früh erholt und ausgeruht – spürbar mehr als sonst.

Nach gemütlichem Beisammensein im Familienkreis, samt üppigen Mehrgang-Menüs und stundenlangem Sitzen war die eine oder andere sportliche Aktivität nicht nur dringend notwendig, sondern tat richtiggehend gut. Etwas frische Luft konnte mir nicht schaden!

Insgesamt hielten sich auf diese Weise die Schockerlebnisse erfreulich in Grenzen. Ich nahm zwar, wie erwartet, nicht weiter ab, ich hatte aber andererseits auch keine Frusterlebnisse beim Besteigen der Waage – das war doch besser, als insgeheim befürchtet.

Einen Teil dazu trug auch das Geschenk meines Arbeitskollegen Andreas bei, der mich beim „Engerl-Bengerl-Spiel“ gezogen hatte und mir zur Unterstützung meiner sportlichen Aktivitäten ein Set Hanteln geschenkt hatte. Die Erheiterung bei meinen Arbeitskollegen war groß, als ich das enorm schwere Paket auf den Tisch wuchtete und schon vor dem Auspacken erraten sollte, was da drinnen wohl versteckt sein könnte. Ich schleppte ganz schön am Heimweg und bekam eine leise Ahnung dessen, was mir da in nächster Zeit bevorstehen würde. Die Hanteln wurden jedenfalls umgehend in das Trainingsprogramm miteinbezogen und ich war in den nächsten Wochen um viele Muskelkater reicher, bis ich mich an die Übungen gewöhnt hatte. Kaum war das der Fall, fielen Philipp schlagartig neue Übungen für mich ein und die Pein begann wieder von vorne.

Ausgerechnet mitten in der Vorweihnachtszeit kam Philipp die Idee, mit mir einen „Fitness-Check" machen zu wollen, und er vereinbarte kurzerhand einen Termin für mich in einem Fitness-Studio in der Wiener Innenstadt. Ausgerechnet! Obwohl ich doch um solche Institutionen grundsätzlich einen riesigen Bogen machte und vermied, auch nur in Sichtweite solcher Einrichtungen zu kommen. Na, das konnte ja wieder etwas werden! Die Begeisterung meinerseits hielt sich sehr in Grenzen.

Immerhin wog ich immer noch um die 62 Kilogramm und hatte, ähnlich wie Poldi Hauser, nur eine einzige, wenig salonfähige kurze Hose zum Trainieren für drinnen.

Diese war in Kombination mit einem alten Baumwoll-T-Shirt völlig ausreichend, um zu Hause mit Hanteln um sich zu werfen, aber für ein schmuckes Innenstadt-Studio? Auch das noch! Immer diese lästigen Bekleidungsfragen! Ich überlegte kurz, ob ich mir nicht etwas Schickes zum Anziehen kaufen sollte, doch meine Sparsamkeit gewann die Oberhand und ich befand, dass die neuen Sportschuhe, die ich noch nie zum Laufen angehabt hatte, reichen mussten.

Kaum angekommen in den noblen Räumlichkeiten, bereute ich meinen Geiz auch sofort wieder, aber nun war es zu spät.

Zuerst besprach eine Ärztin meinen Allgemeinzustand mit mir – und war einigermaßen verwundert, als sie hörte, was ich innerhalb der letzten Monate geschafft hatte. Es wurde überprüft, ob eventuelle Risikofaktoren vorlagen, die eine Einschränkung für die Profilmessung bedeutet hätten. Das war aber zum Glück nicht der Fall. Sie erklärte mir, dass die Messungen entweder durch sie selbst oder einen Sportwissenschafter durchgeführt werden würden. Ein Belastungs-EKG stand am Beginn der Untersuchungen, der Blutdruck sollte dabei laufend überprüft werden. Das sollte Aufschluss darüber geben, wie mein allgemeines Fitnessniveau war, und eine Basis dafür bilden, wie mein Trainingsplan künftig aussehen könnte. Der Test sollte rund eine Stunde dauern.

Ich weiß nicht, wie es Ihnen vor solchen Untersuchungen geht. Ich war ziemlich nervös und aufgeregt, weil ich nicht so recht wusste, was da tatsächlich auf mich zukommen würde.

Wie angekündigt, begann es mit dem Radeln am Ergometer (meinem „Lieblingsgerät“, wie mittlerweile wirklich alle wissen), bei dem gleichzeitig das EKG durchgeführt wurde. Immerhin fiel ich nicht vom Rad! Genau genommen musste ich sogar aufhören, noch bevor ich den Eindruck hatte, vor dem Kollaps zu stehen, und ich dachte mir insgeheim, dass es wohl doch nicht so schlecht gewesen sein konnte, in den letzten Monaten viel geradelt zu sein.

Im Anschluss daran wurde der Körperfettanteil mittels Infrarotmessung festgestellt und weitere Informationen wie Größe und Gewicht und das Verhältnis zwischen Taille- und Hüftumfang wurden erhoben.

Danach folgte ein Wirbelsäulenscreening, bei dem drei verschiedene Messungen darüber Aufschluss geben sollten, ob eventuelle Bewegungseinschränkungen oder

Haltungsschwächen vorlagen. Im Anschluss daran wurden noch ein Koordinationstest und weitere Muskelfunktionstests durchgeführt. Den Abschluss bildeten Kraftmessungen im Bereich von Bauch und Rücken, um eventuelle „muskuläre Dysbalancen" aufzuzeigen.

Die Koordinationsübung (mit einem Bein am Stand bei geschlossenen Augen eine kurze Zeit lang stehen, ohne dabei umzufallen) war eine ziemliche Herausforderung für mich. Nun hatte ich es quasi „amtlich" bestätigt, was ich ohnehin schon die längste Zeit über ahnte: Meine Koordination war wohl nicht so besonders ausgeprägt.

Nach dem Absolvieren aller Teilbereiche wurden alle Ergebnisse in Relation zur Norm ausgewertet und meine persönlichen Punkte errechnet.

Die Auswertung selbst war mittelprächtig und zeigte über weite Teile einen guten Durchschnitt an. Ich erreichte 558 von 1 000 möglichen Punkten. Der Normbereich beginnt bei 600 Punkten. In der Auswertung stand dann auch trocken: „Die Auswertung der Einzelbereiche ergibt ein Gesamtfitnessniveau, das unter dem empfohlenen Normbereich liegt." Da klafften einmal mehr persönliche Empfindung und Realität deutlich auseinander. Glücklich war ich über das Ergebnis nicht, sah ich mich doch schon in einer ganz anderen Liga. Nun, da gab es scheinbar noch einigen Handlungsbedarf für das neue Jahr!

Philipp zeigte mir bei dieser Gelegenheit gleich das gesamte Studio. Keine Frage, es war sehr schön. Ja, die Geräte waren sehr toll, wenn ich mir auch bei fast keinem vorstellen konnte, was man damit machen könnte, ohne sich dabei nachhaltig alle Knochen im Körper zu verbiegen.

Unter uns gesagt: Für mich war das nichts! Da saßen bzw. standen lauter „Freaks" bei den einzelnen Stationen und wirkten so, als würden sie den ganzen lieben Tag lang nichts anderes machen. Mich machte das unglaublich mutlos. Einmal davon abgesehen, dass ich der grundsätzlichen Überzeugung bin, dass ich nicht besonders attraktiv aussehe, wenn ich so vor mich hin keuche und schwitze. Ich brauche nicht auch noch Publikum, das mir dabei zusieht, wie ich mich abwurstle. So redete ich mich darauf aus, dass ich eben der „geborene Outdoor-Typ“ bin und war recht erleichtert, als sich die Tür des schicken Studios mit den ebenso schicken Klienten wieder hinter mir schloss.

Bemerkenswert in diesem Zusammenhang fand ich das Gespräch mit meinem Trainer wenige Wochen nach dem Test, als ich wieder vor mich hin jammerte, wie schlecht das Ergebnis ausgefallen und wie unzufrieden ich damit war.

Es erstaunte mich sehr, als Philipp meinte, dass er das überhaupt nicht so sehen würde und ich durchaus zufrieden mit meinen sportlichen Erfolgen sein könne. Er wies mich darauf hin, dass ich mit dem Training erst vor Kurzem begonnen hatte und er einige Klienten kennt, die schlechtere Ergebnisse erzielt hatten, obwohl sie zum Teil sogar jünger waren als ich.

Von diesem Blickwinkel aus hatte ich es ja noch gar nicht betrachtet – wie so oft war wohl auch das eine Frage der Sichtweise! Auf diese Weise war ich wieder versöhnt mit mir und dem Testergebnis.

Das neue Jahr begann sportlich-dynamisch und ich ging, so oft es die Freizeit eben zuließ, ins Grüne. Je nach Wetterlage und Freizeit war das zu unterschiedlichen Tageszeiten der Fall. Nach einiger Zeit hatte ich auch Erfahrungswerte, welche Schichten an Bekleidung dafür sinnvoll waren. Anfangs war ich häufig zu kühl oder zu warm angezogen. Nach einigen Fehlversuchen hatte ich aber genug Praxiserfahrungen gesammelt, um zu wissen, was passt. Besonders wichtig, neben der Kopfbedeckung, waren die Handschuhe und wasserfeste Schuhe mit ausreichend tiefer Profilsohle. Da ich immer wieder im Wald unterwegs bin, wo der Boden bei Feuchtigkeit sehr rutschig wird, ist das von ganz besonderer Bedeutung. Mit klammen Fingern und abgefrorenen Ohren macht es draußen auch ganz einfach keinen Spaß. Ich bemerkte zudem, dass es sich durchaus lohnt, etwas Geld in die Sportausrüstung zu investieren.

Die ersten Kleidungsstücke kaufte ich beim Discounter (ich wusste ja nicht, ob es sich überhaupt lohnt – ich kannte mich ja!), stellte aber schon bald fest, dass bei häufiger Benützung die Reißverschlüsse sehr schnell kaputtgehen und die Sachen meist auch nicht wirklich wetterfest sind. Also gab ich mir einen Ruck und investierte in wetterfeste, atmungsaktive Bekleidung aus dem Sportgeschäft. Diese war zwar teurer, aber qualitativ bei Weitem besser!

Zum neuen Jahr fasste ich eine Menge guter Vorsätze und wollte diese, entgegen früherer Angewohnheiten, auch wirklich in die Tat umsetzen. Abgesehen von der weiteren Gewichtsreduktion wollte ich eine neue Sportart erlernen und insgesamt noch beweglicher werden, damit der nächste Fitness-Check besser ausfallen würde. Bei den Süßigkeiten wollte ich mich in nobler Zurückhaltung üben. Letzteres wollte ich zumindest versuchen …

Um meinen Bemühungen neuen Antrieb zu geben, schlug Philipp vor, mehr Bewegung in meinen Alltag einzubauen. So begann ich, auf seine Anregung hin, die fünf Stockwerke zu meiner Wohnung zu Fuß hinaufzugehen, Lifte und Rolltreppen generell zu meiden und gelegentlich die eine oder andere Station bei der Straßenbahn oder U-Bahn früher auszusteigen und zu Fuß heimzugehen.

Vor allem das Hinaufgehen war anfangs noch recht gewöhnungsbedürftig. Hilfe, ich schnaufte ja ganz schön!

Von wegen „Eh schon recht sportlich"! Pfuh! Philipp versuchte, mir die Pein zu versüßen, indem er meinte, hinunter dürfe ich nach wie vor den Lift benützen, denn bergab zu gehen sei sowieso nicht das Wahre für mein Knie. Er testete mehrfach meine Standhaftigkeit, indem er nach der Sporteinheit schnurstracks zum Lift ging und den Knopf betätigte. Auf mein „Du kannst ja ruhig fahren, du kannst es dir ja leisten. Ich gehe zu Fuß", folgte dann ein schelmisches Grinsen und ein „Ich wollte nur schauen, ob du meine Vorgaben auch wirklich befolgst". (Dass er dann solidarisch mit hinaufgestapft ist, ist ja wohl das Mindeste, was man sich in so einer Situation erwarten darf.)

Mittlerweile ist das Stiegensteigen schon zur Gewohnheit geworden und hat einen gewissen Automatismus erlangt. Wenn ich nicht total schwer bepackt unterwegs bin, sind Lift, Rolltreppe & Co für mich mittlerweile fast immer tabu.

Auf diese Weise kommt ohne großen Zeitaufwand einiges an zusätzlicher Bewegung zusammen – ein Potenzial, das ich früher mangels besseren Wissens ungenützt gelassen habe.

Meine Essgewohnheiten passte ich den jahreszeitlichen Gegebenheiten an und aß nun vermehrt auch warme Gerichte zum Frühstück. Ich röstete beispielsweise Haferflocken trocken in einer Pfanne an, kochte sie mit Milch auf, würzte mit etwas Zimt und Honig und rieb entweder eine halbe Birne oder einen halben Apfel hinein. Das klingt allerdings aufwändiger und umständlicher, als es ist. Ich fand jedenfalls, dass ein warmes Frühstück bei Eiseskälte draußen viel wohler tat als ein sommerlich-kühles wie zum Beispiel Topfencreme mit frischen Früchten (die um die Jahreszeit ohnehin schwer zu bekommen sind).

So gerne ich im Sommer (mittlerweile) leichte Salate esse, so wenig gerne esse ich Rohkost und Salate, wenn es draußen richtig kalt ist. Ich weiß ja nicht, wie es Ihnen dabei geht – meine Lust auf grüne, leichte Salate schwindet im selben Ausmaß, in dem die Temperaturen nach unten sinken.

Ich versuchte auch vermehrt, bewusst einzukaufen. Das ist leider gar nicht so einfach. Die Vielfalt ist auf den ersten Blick groß, auch wenn mich persönlich die Frische und vor allem die Herkunft der Lebensmittel oft genug nicht überzeugen können. Erdbeeren aus Marokko, Knoblauch aus Argentinien, Heidelbeeren aus Chile und der Weihnachtsspargel aus einem fernen exotischen Land müssen ja wirklich nicht sein und erscheinen mir als unnötiger Auswuchs der Globalisierung.

Ich persönlich liebe Spargel, besonders den weißen Solospargel. Ich käme niemals auf die Idee, ihn von anderen Regionen als dem Marchfeld oder dem Tullnerfeld zu beziehen. Dieses Produkt gibt es nur wenige Wochen im Jahr, zu dieser Zeit kann man dann aus dem Vollen schöpfen und die frischen Produkte genießen. Danach ist es aber eben wieder vorbei und man muss sich in Geduld üben, bis die nächste Saison ins Land zieht. Dadurch bekommt der Spargel aber den Reiz des Besonderen, man kann ihn so besonders genießen und wertschätzen. Bei Produkten, die das ganze Jahr über in mehr oder (meist) weniger guter Qualität erhältlich sind, ist das schon längst nicht mehr der Fall.

Wenn man bedenkt, wie wenig früher an frischen Lebensmitteln erhältlich war, der Winter hieß ja nicht zu Unrecht „Saure-Gurken-Zeit", dann wundert man sich auch nicht mehr darüber, dass die Menschen in den ersten Frühlingstagen allerlei grüne Blättchen von Sauerampfer über Brennessel bis hin zur Brunnenkresse sammelten, weil die Lust auf das frische Grün so groß war. Monatelang gab es nur Kartoffeln, Kraut, Rüben und Kohlgemüse – und das, was durch Einlegen haltbar gemacht wurde.

Da geht es uns heute deutlich besser! Dennoch bin ich dafür, jahreszeitlich angepasst zu essen und auch einzukaufen, denn so vermeidet man unnötig lange Transportwege. Beim Kauf der heimischen Ware unterstützt man nicht nur die eigene Landwirtschaft und damit auch die Landschaftspflege. Man kann auch davon ausgehen, dass die recht strengen Gesetze den Einsatz von Düngemitteln betreffend bei uns wesentlich genauer kontrolliert und eingehalten werden, als das in anderen Ländern möglicherweise der Fall ist.

Meine sportlichen Aktivitäten wurden durch das Eislaufen ergänzt, das allen Familienmitgliedern viel Spaß machte. Die Bewegung in kalter, frischer Luft tat uns gut und wir versuchten, uns nach Möglichkeit mit befreundeten Familien zu treffen. Auf diese Weise konnten die Kinder miteinander spielen und die Erwachsenen beim Fahren der Runden wunderbar plaudern. Weshalb sollten wir nicht das Nützliche mit dem Angenehmen verbinden?!

Auch die Rodel wurde wieder hervorgeholt und wir rodelten, so oft die Schneelage es zuließ. Sie finden, dass das nicht besonders schweißtreibend ist, auf der Rodel sitzend hinunterzusausen? Das vielleicht nicht, aber wenn man die Rodel mehrmals hintereinander den Berg auch wieder hinaufzieht, summiert sich das ganz schön und am Ende so eines Tages bin ich dann (übrigens ganz im Gegensatz zu meinem Kind) immer ziemlich müde.

Sie finden, dass das alles nichts für Sie ist und Sie ohnehin keine Zeit dazu haben, um zu trainieren? Nun, ich zwacke mir die Zeit mittlerweile ganz einfach ab. Wenn man nach anfänglichen Schwierigkeiten einmal Gefallen an den sportlichen Aktivitäten gefunden hat und sie tatsächlich auch gerne macht, weil sie einem gut tun – dann findet man auch Zeit dazu. Es ist letztendlich immer eine Willensfrage. Wer sagt denn, dass man sich zum Plausch mit der Lieblingsfreundin unbedingt im Kaffeehaus seines Vertrauens treffen muss? Die kleinen Sticheleien über die Verwandtschaft und die Arbeitskollegen lassen sich auch wunderbar bei einer Runde Nordic Walking austauschen – man hört ja sowieso immer, dass man sich beim Sporteln bequem unterhalten können sollte, denn nur dann sei man im optimalen Trainingsbereich.

Mein Trainingsplan folgte, genau betrachtet, überhaupt keinem starren Plan oder irgendwelchen fixen Vorgaben. Ich entschied spontan, je nach vorhandener Freizeit und Wetterlage, was und wie lange ich etwas machte. Grundsätzlich versuchte ich, zumindest drei Mal pro Woche eine sportliche Aktivität einzuplanen, bevorzugt „Outdoor". Manchmal gelang das leicht, ein anderes Mal hingegen war das Wetter zu schlecht oder Terminkollisionen verhinderten zusätzliche Aktivitäten. Ich machte mir deshalb jedoch keinen Stress!

Gleichzeitig versuchte ich, Abwechslung ins Programm zu bringen, damit ich keine Ausreden finden konnte. Fand ich einen Mitstreiter oder eine Mitstreiterin, ging ich gerne auch gemeinsam mit anderen sporteln. Fand sich keiner, dann war das noch lange kein Grund für mich, deshalb zu Hause zu bleiben. Dann walkte, radelte oder schwamm ich eben alleine. Mir machte die Abwechslung Spaß und ich bewegte mich mittlerweile lieber, anstatt vor dem Fernseher herumzulümmeln und mir eine meist ohnehin nicht besonders unterhaltsame Sendung anzusehen. Früher war ich sehr oft – und vor allem sehr lange – vor dem Fernseher gesessen und hatte damit ganz schön viel Zeit verschwendet. Mittlerweile vermisste ich das keineswegs. Ich nützte meine Freizeit lieber, um mir wirklich etwas Gutes zu tun.

Als ich Ende Jänner zufällig einen vergessenen Rest Früchtebrot fand, konnte ich nicht widerstehen und beschloss, allen guten Vorsätzen zum Trotz, mir eine Scheibe davon zu gönnen. Die Strafe folgte sogleich, denn ich büßte umgehend eine Plombe ein. Als ich am nächsten Tag „frisch verplombt“ von der Zahnärztin nach Hause fuhr, wertete ich das als Zeichen von „oben“ und beschloss geläutert, mich in Bezug auf Süßigkeiten in Zurückhaltung zu üben – so wie ich mir das zu Neujahr auch vorgenommen hatte.

Ich wog mittlerweile 59,6 kg und war nicht mehr weit von meinem großen Ziel entfernt.

Aus der Sicht des Trainers: Die eigentliche Fettverbrennungszone

Vor unseren gemeinsamen Ausdauertrainingseinheiten in der vorweihnachtlichen Zeit kam ich immer wieder in den Genuss von Alexandras Backkünsten. Ich tat mir schon etwas schwer, von allen vierzehn Kekssorten zu kosten. Sie schmeckten ausnahmslos wirklich sehr fein, obwohl Alexandra die Rezepte bei vielen Sorten geändert hatte, um Zucker einzusparen. Mit den letzten Keksresten im Mund animierte ich Alexandra für Aufwärmübungen in der Wohnung. Für die Beine überlegte ich mir kurze Kräftigungsübungen, mittels derer die Muskulatur vor der Ausdauereinheit gut vorbereitet werden können. Dadurch werden die ersten Energien verbraucht und beim Nordic Walking die Fette schneller für die Energiebereitstellung herangezogen.

Daher auch mein Tipp: Vermeiden Sie ein bis zwei Stunden vor Ihren Ausdauereinheiten zucker- und fettreiches Essen. Das bremst den Fettstoffwechsel und belastet den Magen.

Alexandra und ich nahmen noch einen kräftigen Schluck Wasser, um unseren Kreislauf im Schwung zu halten, und marschierten los.

Wir waren nun das dritte oder vierte Mal unterwegs und mir fiel auf, dass Alexandra bereits nach diesen paar Einheiten viel koordinierter unterwegs war. Ihr Schritt wurde kompakter und auch schneller. Anfangs tat sie sich vor allem bei Bergauf-Passagen mit dem Luftholen noch schwer. Doch mit wohldosierten Bewegungspausen und längeren ebenen Streckenabschnitten kam sie mit der Bewegung immer besser zurecht. Es war für sie anfangs wohl auch sehr ungewohnt, in der Stadt mit zwei Stöcken so zu tun, als würde man Langlaufen. Mit der Zeit gewöhnte sie sich aber daran und es machte ihr nach und nach immer mehr Spaß.

Beim Nordic Walking wird ein Großteil der Körpermuskulatur aktiviert. Viele Muskeln setzen auch mehr Energie um und das wirkt sich äußerst positiv auf den Kalorienverbrauch aus.

Anders als beim Laufen werden die Gelenke durch einen richtigen Stockeinsatz entlastet. Für das lädierte Knie von Alexandra war das von großer Bedeutung. Ich möchte an dieser Stelle bemerken, dass bei untrainierten Personen eine Kräftigung der Schultermuskulatur sehr sinnvoll ist. Einer etwaigen Überlastung der Schultergelenke durch intensiven Stockeinsatz kann so entgegengewirkt werden.

„Wås håmma für an Puls? 142 – sehr guat, also die Geschwindigkeit hålt ma!“ Alexandra schaute mich etwas verdutzt an, denn mein Kärntnerisch hatte sie so noch gar nie richtig wahrgenommen. Sie lachte und meinte, ich könnte ruhig öfter so reden. Sie, als alte Mostviertlerin, fände das recht amüsant.

Während der Runde erzählte sie mir auch, dass sie ein neues Rezept für Vanillekipferln gefunden und auch gleich ausprobiert hatte. Moment, ich dachte, ich hatte bereits alle Sorten durch? Sie widersprach mir, denn bis jetzt waren es erst 13 gewesen und die 14. Sorte waren die Kipferln. Sie bemerkte gleich mein fragendes Gesicht und sagte, sie wollte mir nicht unbedingt alle aufdrängen, vor allem nicht die Vanillekipferln, die ja als so furchtbar kalorienreich gelten. Ich musste schmunzeln. Alexandra ist ein überaus entgegenkommender und gebender Mensch. In diesem Fall, und nicht dass Sie jetzt glauben, ich hätte es ihr auch nur eine Sekunde übel genommen, dürfte sie ein bisschen ein schlechtes Gewissen bekommen haben.

Übrigens sind Vanillekipferln wirklich kalorienreich, ein Stück bringt es auf rund 50 kcal – es ist also wahrlich ein Hörnchen aus Zucker und Fett. Haben Sie gewusst, dass ein durchschnittlicher Österreicher rund 50 kg Zucker im Jahr konsumiert? Wenn sie also den Inhalt von 50 Zuckerpackungen auf einen Haufen schütten, dann erhalten Sie eine beachtliche Anhäufung einzelner Zuckerkristalle. Nebenbei bemerkt sind Vanillekipferln nicht gerade mein Lieblingsgebäck – sonst hätte ich es ihr vielleicht doch übel genommen.

Als wir zu Alexandras Wohnhausanlage zurückgekommen sind, drückte sie den Liftknopf. „Alexandra, du kannst noch zusätzlich Bewegung in dein Leben einbauen. Nutze jede Möglichkeit, denn jeder Schritt zählt! Komm, wir gehen zu Fuß und nehmen das Stiegenhaus!" Der Rest ist Geschichte, ich glaube, seitdem benutzt sie jedes Mal die Treppe. Nach den darauffolgenden Outdoor-Einheiten hüpfte sie immer im wahrsten Sinne des Wortes die Stufen hinauf. Sogar, als ich ihr einmal mit einer einladenden Geste die Tür zum Lift öffnete, lehnte sie entrüstet ab und eilte ins Stiegenhaus.

Bewegungsmöglichkeiten im Alltag können viel besser genutzt werden. Je mehr wir uns bewegen, desto mehr aktivieren wir unsere Muskulatur und damit unseren Stoffwechsel. Ein erhöhter Energie- und Grundumsatz ist die Basis für ein gesundes und langfristiges Abnehmen.

Zwischen dem zweiten und dritten Stock gab ich Alexandra ein Beispiel dafür: Du wohnst im vierten Stock und benutzt einmal am Tag anstatt des Lifts das Stiegenhaus. Dann verbrauchst du für diesen Akt der Bewegung rund 25 kcal. Du meinst, das sei nicht viel? Wenn du das nun jeden Tag machst, hast du einen Mehrverbrauch von 175 kcal in der Woche. Du meinst, das sei nicht viel? Mach das jeden Tag und du hast einen Mehrverbrauch von rund 9000 kcal im Jahr. So ganz nebenbei bemerkt entspricht das umgerechnet einem Kilogramm Körperfett. Und damit du nicht immer alleine die Stiegen hinaufgehen musst, schicke ich Poldi Hauser gleich mit dir mit. Da kann er sich ja dann ausrechnen, wie viele Stockwerke er gehen muss, um seine verzehrten Vanillekipferln wieder zu verbrennen.

Als wir oben angekommen waren, bemerkte ich, dass Alexandra nicht im vierten, sondern im fünften Stock wohnte. Nach dieser Erkenntnis gönnte ich mir doch gleich drei Vanillekipferln.

Bewegung ist nicht nur die Basis für ein gesundes und langfristiges Abnehmen, sie trägt auch zur allgemeinen Gesundheitsförderung bei. Viele Studien belegen den positiven Effekt körperlicher Aktivität zur Erhaltung der Gesundheit. Zum Beispiel beschreibt Pokan eine Vorzeigestudie, an der 16000 Harvard-Absolventen im Zeitraum zwischen 1962 und 1978 teilgenommen haben. Sie zeigt, dass ein Kalorienverbrauch durch körperliche Aktivität von 3000 bis 3500 kcal in der Woche die Sterblichkeit um 50% reduziert.

Je mehr Sie sich im Alltag bewegen, desto mehr Kalorien verbrauchen Sie – und zwar durchschnittlich rund 2000 kcal in der Woche. Mit zusätzlicher sportlicher Betätigung erreichen Sie den Rest, um auf 3000 bis 5000 kcal zu kommen. Darüber hinaus sollten Abnehmwillige langfristig eine negative Energiebilanz erreichen, um überschüssige Reserven im Körper zum Schmelzen zu bringen.

Wann oder wie können wir diese überschüssigen Reserven am besten zum Schmelzen bringen? Wenn wir uns tagsüber bewegen, verbrauchen wir Energie. Unser Körper gewinnt diese Energie aus Zucker, Fett und Eiweiß. Diese Grundnährstoffe werden im Körper gespeichert, Zucker vor allem in der Leber und im Muskel. Fett in den Fettzellen des Unterhautgewebes, im Muskel und wenn zu viel Fett vorhanden ist, zirkuliert es auch im Blut. Eiweiß ist ein wichtiger Baustoff für die Muskulatur und wird auch hauptsächlich dort gespeichert. Für die Energiebereitstellung spielt Eiweiß eine eher untergeordnete Rolle.

Wir verbrennen also vor allem Zucker und Fett. Je langsamer die Bewegung bzw. je extensiver die Belastung, desto mehr Zeit hat der Körper bzw. der Muskel, seine Energie aus dem Fett zu holen. Wenn die Belastung intensiver wird, muss schneller Energie zur Verfügung stehen. Der Muskel kann dazu aus Zucker in kürzerer Zeit schneller Energie gewinnen. Er holt sich seine gespeicherten Nährstoffe grundsätzlich auf dem schnellsten Weg, was ja irgendwie logisch ist. Sie fahren ja auch zur nächstgelegenen Tankstelle, wenn ihr Tank beim Auto leer ist.

Das heißt, der Muskel bedient sich zuerst am Zucker aus dem Blut, aus seinen umliegenden Zuckerreserven im Muskel selber und aus der Leber. Bleibt genügend Zeit und dauert die Belastung länger an, dann holt er sich immer mehr Energie aus dem Fett im Blut, aus seinen eigenen Fettspeichern und schließlich, wenn es wirklich notwendig ist, aus dem Fettdepot der Unterhaut – jenem Fett, das sich auch äußerlich bemerkbar macht.

Nun überlegen Sie, wann der Körper am besten Zeit hat, seine Energie aus dem gespeicherten Unterhautfett zu holen. Richtig: bei moderaten Bewegungen, in Ruhe und vor allem auch beim Schlafen.

Wir erholen uns beim Schlafen. Wir sind müde ins Bett gefallen und ruhen uns aus. Nach außen hin scheint nun alles still und inaktiv zu sein. Tatsächlich sieht es im Inneren jedoch anders aus. Im Schlaf reagieren alle Muskeln, Fasern und Zellen unseres Körpers auf die äußeren Reize, denen sie über den Tag verteilt ausgesetzt waren. Von Ruhe kann also keine Rede sein. Wachstumshormone werden gebildet und veranlassen alle nötigen Stoffwechselprozesse – der Körper lässt sozusagen den Tag Revue passieren.

Hat Alexandra den Tag über trainiert und ihre Zucker- und Fettspeicher in den Muskeln gut geleert, werden diese Speicher vor allem in der Ruhephase bzw. beim Schlafen wieder aufgefüllt – das heißt auch „Nachbrenneffekt". Das Training verfolgt also einerseits das Ziel, Energie zu verbrauchen, und andererseits die Fettspeicher im Muskel selber (intramuskulär) zu vergrößern. Nach einem mehrjährigen Ausdauertraining können die intramuskulären Fettdepots um bis zu 600% vergrößert werden. Mehr Fettdepots im Muskel holen sich auch mehr Fett aus dem Blut und aus den Depots unter der Haut. Eine trainierte und bewegte Muskulatur bedient sich also nach dem Training und während der Nachtruhe am Fett der Hüften. Die eigentliche Fettverbrennungszone ist also das Bett! Daher gilt: Je größer der Anteil an Muskulatur, desto mehr Fett wird über den Tag, in Ruhe und beim Schlafen verbrannt.

Eine untrainierte Person hat das Fett unter der Haut. Eine kranke Person hat das Fett im Blut. Eine trainierte Person hat das Fett im Muskel – und das ist das Ziel eines regelmäßigen Ausdauertrainings.

Unsere Ernährungsgewohnheiten können diesen Plan jedoch beeinflussen, dem Thema „Dinner Cancelling" kommt hier eine besondere Bedeutung zu. Essen wir am Abend viele zucker- und fetthaltige Speisen, haben unsere Fettreserven an den Hüften das Nachsehen. Das Auffüllen der Muskelspeicher erfolgt nun durch die zuvor aufgenommene Nahrung und nicht durch den Fettabbau des körpereigenen Fetts. Zu einem feinen Essen passt zudem auch ein Gläschen Wein – oder mehrere davon. Zu recht, werden Sie sagen, das Leben ist zu kurz, um es nicht zu genießen. Die Frage ist in diesem Fall: Wie viel trinkt man? Ein Zuviel an Alkohol hat zwei Nachteile: Er besitzt sehr viel Energie (Zucker) und kann nicht gespeichert werden. Er muss so schnell wie möglich aus unserem Blut und unserem Körper hinaus, wobei die Leber den Abbau übernimmt. Dieser Prozess stoppt allerdings die erhoffte Fettverbrennung und die überschüssigen Kalorien aus dem Zucker des Essens und Trinkens werden in Fett umgewandelt und an die Fettdepots geliefert.

Untersuchungen und vorliegende Erfahrungen zeigen, dass eine gezielte Kalorienreduktion über 15 bis 16 Stunden besonders effektiv zu sein scheint. Dies bedeutet, dass nach 17 Uhr auf eine Nahrungsaufnahme verzichtet werden sollte. Dadurch können einige Mechanismen während der Nachtruhe (Ausscheidung von Wachstumshormonen, verbesserte Zellregeneration etc.) positiv beeinflusst werden. Es gibt viele Meinungen bezüglich dieses Themas und die meisten Experten empfehlen „Dinner Cancelling" an zwei Tagen pro Woche bzw. bewusst kleine und kohlenhydratarme bzw. -freie Mahlzeiten an den restlichen Abenden der Woche.

Ein aktiver Stoffwechsel benötigt dennoch immer Energie, denn ein Auto ohne Treibstoff kommt bekanntlich auch nicht weit. Daher ist auch von Diäten abzuraten, sie verringern den Stoffwechsel, da wenig Energie vorhanden ist und der Körper auf Sparflamme läuft.

Eine ausgewogene und gesunde Ernährung ist wichtig – vor allem untertags. Am Abend sollte das Essen, meiner Meinung nach, nicht zu spät stattfinden und vor allem eiweißorientiert zubereitet werden.

Wir benötigen Eiweiße vor allem auch, um unsere Muskulatur aufzubauen. Aber nur, wenn wir diese auch bewegt oder trainiert haben. Aus diesem Grund zeigte ich Alexandra Hantelübungen, damit konnte sie ihre Muskeln hervorragend kräftigen. Darüber hinaus erhöhte sie ihre Rumpfkraft und stabilisierte die Gelenke der Wirbelsäule und der Extremitäten. Die Rückenschmerzen schwanden und die Leistungsfähigkeit stieg. Alexandra trainierte wirklich sehr fleißig und regelmäßig. Ich ließ mir immer wieder neue Übungen einfallen, um die Muskulatur stets aufs Neue herauszufordern und Alexandra weiter zu motivieren.

Von Einheit zu Einheit merkte ich, dass bei Alexandra der Spaß an der Bewegung an sich sowie am Kraft- und Ausdauertraining im Speziellen stieg. Durch ihr regelmäßiges Training konnte sie ihre Leistungsfähigkeit sehr schnell steigern. In unseren gemeinsamen Einheiten kontrollierte ich beim Krafttraining die korrekte Technik der Hantelübungen und achtete beim Ausdauerprogramm stets auf die richtige Durchführung. Ich bewundere noch heute ihre eiserne Konsequenz und Beharrlichkeit. Sie forderte sich selber immer wieder aufs Neue heraus und setzte meine Bewegungs- und Trainingsaufgaben zielbewusst um. Diese Ausdauer und Zielstrebigkeit habe ich bis heute noch nicht oft erlebt.

4. Februar 2008 bis 2. April 2008

Frühjahrslust statt Frühjahrsfrust

*„Man merkt nie, was schon getan wurde,
man sieht immer nur, was noch zu tun ist."*
(MARIE CURIE)

Als der Frühling ins Land zog und die Tage endlich wieder etwas heller und länger wurden, nutzte ich das, um wieder öfter hinaus in die frische Luft zu gehen und sportlich aktiv zu sein. Es tat mir gut, wieder mehr Outdoor-Aktivitäten zu unternehmen und ich war froh, die eine oder andere Ergometer-Einheit durch eine Runde Nordic Walking ersetzen zu können. In der Natur unterwegs zu sein, machte einfach viel mehr Spaß und war wesentlich abwechslungsreicher.

Ich nahm mir Philipps Anregung, mehr Bewegung in den Alltag einzubauen, zu Herzen und begann, meine Besorgungen mit dem Fahrrad zu erledigen. Da ich sonst immer nur zu Fuß oder öffentlich unterwegs war, stellte ich rasch fest, dass ich auf diese Weise nicht nur weniger zu tragen hatte, sondern auch schneller wieder zu Hause war. Dass auf diese Art auch die eine oder andere extra Kalorie verbrannt wurde, motivierte mich noch mehr.

Und dann? Dann war es so weit: Ende Februar hatte ich tatsächlich mein Ziel erreicht: Minus 40 Kilogramm! Ich fühlte mich das erste Mal in meinem Leben wirklich unglaublich wohl in meiner Haut und war sehr glücklich und zufrieden! Ein tolles Gefühl, den eigenen Schweinehund besiegt zu haben!

Trotzdem beschloss ich, nicht noch weiter abzunehmen. Immer öfter hörte ich nämlich, dass ich am besten Wege sei, magersüchtig zu werden, und dass ich mit meiner „Abnehmerei“ übertreiben würde. Komisch, ich selbst empfand das ganz anders! Es war natürlich, zugegeben, sehr viel, was ich abgenommen hatte – ich hatte aber eben auch unglaublich viel Übergewicht gehabt und bewegte mich mit den rund 58 kg Körpergewicht bei 157 cm Körpergröße noch lange nicht in irgendwelchen gefährdeten Bereichen. Im Prinzip war ich jetzt dort, wo ich immer schon hätte sein sollen. Seltsam, dass das außer mir kaum jemand so sah. Ich aß ja auch mit Genuss und durchaus nicht wenig, nur eben andere Dinge als früher. Ich fand es in diesem Zusammenhang schon skurril, als ich realisierte, dass ich von anderen Menschen immer häufiger beim Essen beobachtet und quasi kontrolliert wurde, ob und wie viel ich aß und vor allem, ob ich „eh genug“ aß. Als ich all die langen Jahre davor hart an der Grenze zur Zuckerkrankheit vorbeischrammte, hatte sich nie jemand um mich Sorgen gemacht – also zumindest nicht für mich ersichtlich. Das fand und finde ich auch heute noch reichlich paradox!

Nachdem ich von Natur aus mit einem gewissen Maß an „Sturheit“ ausgestattet bin, beschloss ich, mich nicht weiter darüber aufzuregen und meinen Weg konsequent fortzusetzen. Das bedeutete weiterhin Sport und weiterhin gesunde Ernährung, von gelegentlichen Sünden unterbrochen …

Mit dem Beginn des Frühlings wuchs auch meine Lust auf frisches Grün. Leider war die Auswahl in den Geschäften noch eher spärlich. Nachdem ich gelesen hatte, dass Sprossen und Keime sehr gesund sein sollen, raffte ich mich auf und wollte selbst versuchen, wie derlei Pflanzungen so schmecken. Ich stehe neuen Gerichten oder Gewürzen immer ziemlich skeptisch gegenüber und es kostet mich stets eine ungeheure Überwindung, etwas Neues zu probieren. Meiner Skepsis zum Trotz legte ich mir verschiedene Samen und ein Behältnis zum Keimen zu und ich legte kurzerhand los.

Auch mein Sohn war davon gleich ganz begeistert – allerdings nur vom Bewässern. Es faszinierte ihn, beim Wachsen der Sprossen zuzusehen, und er kümmerte sich vorbildlich um die Keimlinge.

Dafür weigerte er sich, auch nur einmal davon zu kosten. Ich fand aber speziell die Brokkoli-Sprossen recht interessant und wohlschmeckend. Bis zu diesem Zeitpunkt kannte ich Brokkoli nur in Klarsichtfolie verpackt aus dem Supermarkt und fand ihn, ehrlich gesagt, wenig überzeugend. Dieser Brokkoli war relativ geschmacklos und ziemlich langweilig, die Sprossen waren hingegen überraschend gut und hatten auch ein viel intensiveres Aroma als ihre grünen Verwandten aus dem Handel.

Ich versuchte verschiedene Sorten wie Rucola, Linsen oder Mungobohnen und war vom Ergebnis angenehm überrascht. Ich gab die Sprossen über Salate, Suppen und Brote und empfand das als durchaus gelungene Ergänzung.

Insgesamt war meine Ernährung nach und nach und im Prinzip auch unbewusst immer gesünder und leichter geworden. Ich probierte stets neue Gerichte aus und stellte bei den meisten fest, dass sie eine gute Ergänzung zum bisherigen Speiseplan waren. So ersetzte ich die üblichen Nudeln durch Quinoa, das ist eiweißhaltiges Getreide aus Südamerika, Hirse oder Dinkelreis. Ich verwendete tiefgekühlte Sojabohnen als Beilage und bereitete regelmäßig

Fisch in allen Varianten zu. Damit konnte auch meine Familie gut leben und mein Sohn entschied sich sogar recht häufig für Quinoa, weil ihm dieses Getreide ganz besonders gut schmeckte.

Weißmehlprodukte und herkömmlicher Zucker verschwanden nach und nach fast zur Gänze von meinem Speiseplan – ganz einfach, weil ich feststellte, dass es mir bedeutend besser ging, wenn ich darauf verzichtete.

Früher war ich, was Vollwertkost und Biogerichte betrifft, immer äußerst skeptisch und dachte, dass das alles bestimmt scheußlich schmeckt. Das war und ist aber ganz und gar nicht der Fall. Abhängig von den verwendeten Zutaten und der jeweiligen Zubereitungsart lassen sich dort wie da schmackhafte und leckere Gerichte zubereiten, die auch gesund sind.

Gleichzeitig versuchte ich aber auch immer, so zu kochen, dass ich einen Teil davon einfrieren oder weiterverarbeiten konnte. Ich bereitete beispielsweise immer mehr Hirse zu, als wir für die jeweilige Mahlzeit als Beilage benötigten, und machte aus dem verbliebenen Rest unter Zugabe von Kräutern, Eiern, geraspelten Karotten und Zwiebel Laibchen. Diese konnte man entweder kalt essen (mein Sohn bestand darauf, sie als Schuljause mitzunehmen, das erstaunte mich doch sehr!) oder einfrieren und dann nochmals kurz ins Backrohr zum Aufwärmen geben.

Auf diese Weise hatten wir immer einen „gesunden Vorrat" vorbereiteter Speisen und konnten uns bei Bedarf relativ rasch etwas Warmes zum Essen zubereiten, ohne dafür stundenlang in der Küche stehen zu müssen.

Gerade mein kleiner Sohn war, was Essen betrifft, ziemlich wählerisch und heikel und aß viele Dinge nicht, von denen wir Erwachsenen der Meinung sind, dass sie unbedingt notwendig für die Entwicklung eines Kindes sind. Im Kindergarten ging das relativ gut, weil seine

Kindergartenpädagogin dafür Verständnis hatte und ihn nicht zum Essen zwang, weil sie, genauso wie ich, der Ansicht war, dass das kontraproduktiv ist und nichts bringt.

Als er in die Volksschule kam, war ich diesbezüglich doch sehr besorgt, weil ich nicht wusste, wie man in der Schule mit diesem Thema umgeht und Angst hatte, dass man ihn zum Essen zwingen würde.

Als er eines Mittags wieder in seinem Essen herumstocherte, sagte ich resigniert-aufseufzend, dass ich von Wien zu Fuß nach Mariazell pilgern würde, wenn er nur endlich, endlich etwas abwechslungsreicher äße.

Damals ahnte ich ja nicht, dass in seiner Schule täglich frisch gekocht wird und er dort das Essen liebt. Es ist zwar auch nicht unbedingt so, dass er dort alles isst – mit Salat und Obst kann man ihn bis heute in die Flucht schlagen – aber es ist mittlerweile um Quantensprünge besser als damals.

Wenn man von seinem eigenen Nachwuchs noch ernst genommen werden will, dann muss man zu seinen Versprechen bzw. Ankündigungen stehen. Also stand die angekündigte Pilgerreise zum nächstmöglichen Zeitpunkt im Frühjahr am Programm.

Als ich mir ein Wanderhandbuch für Pilger in der nahegelegenen Buchhandlung besorgte und in der Mittagspause etwas lustlos darin herumblätterte, sprach mich meine Arbeitskollegin Uschi an. Ich erzählte ihr, was ich vorhatte und weshalb ich das machen musste, und sie erklärte sich erfreulicherweise spontan dazu bereit, mich dabei zu begleiten.

Nun war es aber so, dass ausgerechnet wir beide mit Wandern eigentlich überhaupt nichts am Hut hatten. Ob das die richtigen Voraussetzungen dafür waren? Nun, wir ließen uns auch nicht von dem einen oder anderen zweifelnden Kommentar unserer Arbeitskollegen aus der Ruhe bringen und überlegten, wie wir diese Reise am besten durchführen konnten.

Im Zuge der Vorbereitungen stellte ich, wenig überraschend, fest, dass mir allerhand Ausstattungsgegenstände zum „Wanderglück“ fehlten, und so war ich zu dieser Zeit plötzlich Stammgast in diversen Sport- und Wandergeschäften. In meinem doch schon leicht fortgeschrittenen Alter wurde ich sogar wieder Mitglied beim Alpenverein, obwohl ich nach einschlägigen Kindheitserlebnissen der unverrückbaren Ansicht war, nie wieder freiwillig in die Berge gehen zu wollen. Tja, so kann man sich irren! Das hatte ich nun davon, dass ich so leichtfertig Ankündigungen in die Welt gesetzt hatte. Um einen gewissen Rest an Glaubwürdigkeit dem eigenen Kind gegenüber zu bewahren, musste ich da durch, da gab es kein Zurück mehr!

Ende März legten Uschi und ich einen „Probewandertag“ ein. Wir wollten die erste Etappe von Perchtoldsdorf bei Wien bis nach Maria Raisenmarkt wandern, um zu sehen, wie die Strecke ausgeschildert ist, und um überhaupt eine Idee davon zu bekommen, was uns in etwa erwarten würde. Wir waren ja beide ziemlich unerfahren.

Wir befüllten den Rucksack mit allerhand Utensilien, weil wir feststellen wollten, wie sich so ein doch recht schwerer Rucksack anfühlt. Bis zu diesem Zeitpunkt waren wir beide, wenn überhaupt, höchstens mit kleinem Gepäck bei Tagestouren unterwegs gewesen. Die circa 10 Kilogramm drückten ganz schön und ich fand es dann doch recht bemerkenswert, wie schwer lächerliche zehn Kilo werden können. Wenn man bedenkt, dass ich ein Vierfaches davon noch vor Kurzem als „Zusatzballast“ jeden Tag mit mir herumgeschleppt hatte …! Ich hätte mir jedenfalls nicht vorstellen können, einen Vierzig-Kilo-

Rucksack einige Tage lang mit mir herumzutragen. Dabei war es doch genau das, was ich jahrelang stillschweigend praktiziert hatte.

Ich legte testhalber meine Pulsuhr an, weil ich wissen wollte, wie viele Kalorien man an so einem Wandertag verbrennt. Die Ernüchterung folgte am Abend: Wir waren beide sehr müde nach der vielen ungewohnten Bewegung, der Kalorienverbrauch war jedoch ausgesprochen lächerlich und entsprach in etwa dem von circa vier Stunden Nordic Walking – dabei waren wir doch den ganzen Tag unterwegs gewesen!

Die bis zu diesem Zeitpunkt gekaufte Ausrüstung schien, mit Ausnahme der noch fehlenden Schuhe meinerseits, einigermaßen zu passen und so sahen wir dem Start unserer „Expedition" mit Euphorie entgegen. Wir waren recht erleichtert, als wir feststellten, dass die Strecke sehr gut ausgeschildert war – diesbezüglich hatten wir im Vorfeld die meisten Bedenken gehabt. Es wäre doch reichlich peinlich, die Pilgerreise nicht ordnungsgemäß zu vollenden, weil man das Ziel nicht „gefunden" hat.

Gemeinsam setzten wir den Start unserer Wanderung für Ende April 2008 fest, planten dafür Mittwoch bis Sonntag ein und nahmen uns Urlaub. Ich, pessimistisch wie immer, nahm zur Sicherheit auch noch den darauffolgenden Montag frei. Uschi, die Optimistin, war davon überzeugt, rechtzeitig und fit genug wieder zu Hause zu sein, und beschloss, bereits am Montag darauf wieder arbeiten gehen zu wollen.

Als wir unserem Chef die Urlaubslisten hinlegten, war er ziemlich erstaunt und schüttelte etwas irritiert den Kopf, als wir ihm von unserer geplanten „Expedition" erzählten. Da er einer frauendominierten Abteilung vorsteht, hat er sich jedoch das Wundern schon vor langer Zeit abgewöhnt (behauptet er zumindest immer).

Obwohl uns die Strecke nicht besonders schwierig erschien, beschlossen wir, noch emsig vorher zu trainieren, und Philipp steuerte einige Dehnungsübungen bei, die wir beide umgehend in unser Trainingsprogramm aufnahmen.

Ich sah dieser Wanderung mit Freude entgegen. Obwohl ich noch nie etwas in dieser Richtung gemacht hatte, stand ich dieser Herausforderung positiv gegenüber und war davon überzeugt, dass uns das Spaß machen würde.

Aus der Sicht des Trainers: Haben Sie genügend Hühner in Ihrem Stall?

Stellen Sie sich einmal vor, Sie hätten einen Hühnerstall bei sich zu Hause im Garten. Wenn Sie keinen Garten haben, dann stellen Sie sich vor, Sie hätten auch einen Garten. Ihr Stall bietet insgesamt Platz für 100 glückliche Hühner. Sie haben zurzeit aber nur 40 Hühner, da die Nachfrage nach Eiern eher gering ist. Neben Ihrem Stall steht ein großer Silo, vollgefüllt mit schönen Körnern, kleinere Futterbehälter sind im Stall zu finden.

Ihre Hühner möchten jeden Tag gefüttert werden. Da Sie allerdings Ihren Vorrat im Silo nicht verbrauchen wollen, kaufen Sie immer wieder neues Futter für Ihre Hühner. Dieses ist außerdem momentan im Angebot erhältlich.

Plötzlich steigt die Nachfrage an Eiern, sie reagieren und akquirieren zusätzlich 40 Hühner, um den Bedarf wieder zu decken. Selbsterklärend steigt mit der größeren Anzahl der Hühner der Wunsch nach mehr Futter. Vor lauter Arbeit haben Sie jedoch weniger Zeit, mehr Futter für die Tiere einzukaufen. Die Futterbehälter im Stall leeren sich nun schneller und daher bedienen Sie sich am Vorrat im Silo.

Natürlich haben Sie schon bemerkt, worauf ich hinaus will: Der Stall ist Ihr Muskel, die Eier sind die Energien, die freigesetzt werden, und die Hühner demnach die Energielieferanten (das sind im Muskel die sogenannten Brennöfen oder Mitochondrien). Das Futter im Silo ist ihr gespeichertes Körperfett.

Steigt nun der Bedarf an Eiern (= Energie), dann werden mehr Hühner (= Mitochondrien) benötigt. Fehlen dem Stall (= dem Muskel) die Futtervorräte, so bezieht er diese aus seinem Silo (= Körperfettspeicher). Das ist wohl ein etwas dilettantisches Beispiel, das gebe ich zu. Ich wollte Ihnen damit nur demonstrieren, warum Alexandra mit dem Kraft- bzw. Hanteltraining begonnen hatte. Sie brauchte nicht unbedingt einen größeren Stall, sondern nur mehr Hühner!

Hanteln, auch freie Gewichte genannt, waren für Alexandra ideale Trainingsgeräte. Wir kräftigten vor allem ihre Beinmuskeln. Eine kräftige Oberschenkelmuskulatur stabilisiert das Kniegelenk und beugt Überlastungsschäden vor. Natürlich kamen ihre Rücken-, Arm-, Bauch- und vorderen Oberkörpermuskeln nicht zu kurz. Mit der Zeit baute ich in das Trainingsprogramm auch immer mehr freie Übungen ein. Bei diesen wird das eigene Körpergewicht eingesetzt, um die Muskeln zu stärken. Ein Beispiel dafür sind die bekannten Sit-ups.

Hantel- bzw. freie Übungen haben, im Gegensatz zu Übungen an Kraftgeräten, keine vorgegebenen Bewegungsrichtungen. Durch sie werden auch tief liegende Muskelgruppen, vor allem rund um die Wirbelsäule, hervorragend aktiviert und die Rumpfstabilität erhöht. Eine wichtige Grundlage solcher Übungen ist eine solide Rumpfspannung. Eine genaue Durchführung und korrekte Körperhaltung bei freien Übungen bzw. Gewichtsübungen sind zudem sehr wichtig. Die regelmäßige Kontrolle durch ein geschultes Auge ist deshalb äußerst zu empfehlen.

Für den Trainingseinstieg empfehle ich für den Heimbereich Hanteln, die mit Neopren überzogen sind. Hier reicht es am Anfang aus, 2 Paare zu kaufen – zu je 2 kg und 4 kg. Um das Gewicht in weiterer Folge genauer einstellen zu können, empfehle ich Hanteln, die mit einzelnen Gewichtsscheiben bestückt werden können.

Ich kontrollierte bei Alexandra neben der richtigen Ausführung der Bewegungen auch die richtige Intensität. Bei Hantelübungen funktioniert das durch die Verwendung unterschiedlicher Gewichte. Freie Übungen sind allerdings schwieriger zu kontrollieren. Hier bedarf es oft einer Unterstützung für eine optimale Durchführung der Übung. Alexandra tat sich beispielsweise bei Sit-up-Bewegungen schwer. Ich stellte mich daher mit einem Seil in der Hand ihr gegenüber auf. Sie hielt sich mit gestreckten Armen am Seil fest und ich zog sie bei den Aufrollbewegungen mit hoch. So war die Bewegung leichter durchführbar und es war ihr möglich, die gewünschte Wiederholungsanzahl zu leisten.

Ich wünschte mir generell 20 bis 25 Wiederholungen pro Übung. Nach einer kurzen Pause von ca. einer Minute sollte sie schließlich noch einmal 20 Wiederholungen machen. Manchmal sogar ein drittes Mal. Das Trainingsziel dieser Methode ist nicht die Vergrößerung des Stalls, sondern das Hegen und Pflegen der Hühner. Es gilt der Verbesserung des Energieflusses im Muskel. Die inneren Strukturen im Muskel werden trainiert und gekräftigt, die Brennöfen (Mitochondrien) entwickeln und vervielfältigen sich. Weiters gewinnen die Energiespeicher immer mehr an Zuwachs. Allgemein trainiert man damit die sogenannte Kraftausdauer. Nach mehreren Trainingswochen gaben wir der Muskulatur neue Reize, indem wir die Wiederholungen auf 15 bis 20 reduzierten, gleichzeitig aber die Intensität bzw. die Gewichte erhöhten.

Mit dieser Trainingsmethode kräftigte Alexandra ihre gesamte Körpermuskulatur, wobei es, wie gesagt, nicht um die Vergrößerung des Muskels, sondern die Verbesserung der inneren Strukturen (Anzahl und Funktion der Mitochondrien) ging.

Ich habe es schon einige Male erwähnt: Unsere Muskulatur ist wichtig. Gehen, Laufen, Stehen, Sitzen, Kauen etc. – ohne Muskulatur wären all diese Bewegungen nicht möglich. Wir haben 656 Muskeln. Wir könnten sie auch als unsere Freunde bezeichnen. Wie andere Freunde auch können Muskeln uns jeden Tag aufs Neue Freude bereiten, wenn wir auf sie auch Rücksicht nehmen. Sie nehmen auf Ihre Freunde doch auch Rücksicht, oder?

Spätestens nach dem ersten Knochenbruch weiß man, dass man einen Teil seiner Freunde auch verlieren kann. Die Muskulatur schwindet, wenn wir sie nicht belasten. Es ist gut zu wissen, dass sich nach dem Tragen eines Gipses auch die Muskeln sehr rasch wieder aufbauen. Es ist aber auch gut zu wissen, dass man im normalen Alterungsprozess bis zum 50. Lebensjahr 10% der Freunde verliert. Bis zum 80. Lebensjahr sind es sogar 40%, die man an Muskelmasse einbüßt.

Die Framingham-Studie aus dem Jahr 1982 zeigt, dass 66% der Frauen und 28% der Männer über 75 Jahren nicht mehr in der Lage waren, eine Last von 4,5 kg zu heben. Ich hoffe, in der Zwischenzeit haben sich diese Prozentsätze nach unten korrigiert.

Den Muskelschwund können wir allerdings nicht aufhalten. Mit 25 bis 30 Jahren beginnt das biologische Altern und damit der Abbau an Muskelmasse. Die Kraftabnahme kann jedoch beim Altern kompensiert werden. Schwarz beschreibt eine Zunahme der Muskelkraft bei über 50-Jährigen um 40% nach einem 8-wöchigen Krafttrainingsprogramm. Sie sehen, es ist nie zu spät, mit dem Training zu beginnen.

Allerdings möchte ich Sie auch gleich vor diversen „Nebenwirkungen warnen". Es ist beispielsweise nicht ausgeschlossen, dass regelmäßiges Krafttraining Haltungsschwächen und damit auch Rückenschmerzen entgegenwirkt, die Knochendichte erhöht, Arthrosebeschwerden vermindert, einen positiven Einfluss auf Bluthochdruck hat, allgemeine Risikofaktoren minimiert und das psychische Empfinden verbessert.

Unser Herz ist auch ein Muskel, ein sogenannter Hohlmuskel. Wir können unser Herz allerdings nicht auf eine Kraftmaschine setzen und Übungen durchführen lassen. Es gibt aber viel bessere Methoden, um unseren Herzmuskel zu stärken. Hier kommen wir wieder zurück zum Thema Nordic Walking, sie können aber auch Wandern, Radfahren, Laufen und viele andere Sportarten ausüben. Generell gilt: Ausdauertraining ist Krafttraining für das Herz.

Haben Sie sich eigentlich schon einmal für den Unterschied zwischen Ausdauer- und Krafttraining interessiert? Wenn ja, lesen Sie weiter! Wenn nein, dann überspringen Sie einfach den nächsten Absatz.

Lassen Sie es mich so erklären: Sie stellen sich in einem hüftbreiten Stand hin und beginnen, halbe Kniebeugen zu machen. Achten Sie auf die richtige Durchführung! Schieben Sie dazu beim Beugen Ihre Knie nicht über Ihre Zehenspitzen hinaus und verlagern Sie den Druck auf die Fersen. Beugen Sie Ihr Kniegelenk so weit, dass Sie ungefähr einen Winkel von 45° erreichen. Im Prinzip sind das „halbe" Kniebeugen. Was glauben Sie, wie lange Sie diese Übung durchführen können? Ich schätze ca. 10 Minuten oder gar noch länger, mit etlichen Wiederholungen.

Stellen Sie sich nun in einem Ausfallschritt hin. Ein Bein ist vorne, das andere nach hinten auf einem Stuhl aufgestützt. Sie machen nun einbeinige Kniebeugen und erreichen im vorderen Knie einen Winkel von 90°. Wie lange werden Sie das bzw. wie viele Wiederholungen werden Sie diesmal schaffen? Ich sage rund eine dreiviertel Minute und ca. 25 Wiederholungen. Im ersten Beispiel wird mehr als ein Sechstel Ihrer Körpermuskulatur dynamisch bewegt und diese hat genug Zeit, sich mit Blut und Sauerstoff zu versorgen. Energie kann nachgeliefert und die Bewegung über eine längere Zeitdauer bewältigt werden. Wir sprechen dabei von Ausdauertraining.

Im zweiten Beispiel wird die Intensität auf den Muskel erhöht. Durch den Druck der einbeinigen Bewegung werden die Blutgefäße zusammengepresst und die Durchblutung wird beinahe gestoppt. Der Muskel bekommt keine Energie und keinen Sauerstoff nachgeliefert und muss die Bewegung nach kurzer Zeit abbrechen. Wir sprechen dabei von Krafttraining.

Welche Rolle spielt nun unsere Muskulatur beim Thema Abnehmen? Und: Helfen Diäten wirklich dabei, langfristige Erfolge zu erzielen? Gäbe es wirklich eine Diät, die langfristig dabei hilft, das Gewicht zu reduzieren, dann würde es nicht eine so große Anzahl an verschiedenen Diäten geben. Bei Diäten wird kurzfristig die Kalorienaufnahme eingeschränkt und auf das eine oder andere Nahrungsmittel komplett verzichtet. Können Sie wirklich ein Jahr lang auf etwas verzichten, das Ihnen Spaß macht und Freude am Essen vermittelt? Vermutlich nicht und das ist auch nicht sinnvoll. Unser emotionales Gehirn ist so programmiert, dass es durch unser Verhalten Lust und Freude vermittelt bekommen möchte, denn nur dann werden Glückshormone freigesetzt und wir fühlen uns besser. Ein lebenslanger Verzicht auf Schokolade bringt uns daher nicht viel Freude und auch nicht den gewünschten Gewichtsverlust.

Diäten können nicht funktionieren! Führen wir unserem Körper in der Diätphase weniger Energie hinzu, schraubt er seinen Stoffwechsel bzw. Grundumsatz herunter. Der Körper reagiert so, weil er sein Leben sichern möchte und schaltet daher dieses Notprogramm ein. Das bedeutet, dass er alle wichtigen Organe in der Körpermitte am Laufen halten möchte und diese verstärkt durchblutet. Die Extremitäten werden dabei schlechter durchblutet und somit sinkt die Körperwärme in diesen Bereichen. Arme und Beine sind spürbar kälter, da keine Energie mehr vorhanden ist, um „einzuheizen“. Erinnern Sie sich an das Beispiel mit den Hühnern: Wenn Sie den Hühnern kein Futter mehr anbieten, dann werden diese entweder verhungern oder aus Ihrem Stall verschwinden. Das hat zur Folge, dass die Eierproduktion bzw. der Grundumsatz sinkt.

Wesentlich schlimmer ist jedoch der Stress, der durch das Hungergefühl bei einer Diät ausgelöst wird. Durch Stresshormone wird im schlimmsten Fall die eigene Muskulatur zur Energiegewinnung herangezogen. Fett wird dabei keines verbrannt, denn es ist zu wertvoll, um es in solchen Ausnahmezuständen zu verprassen. Ist die Diät wieder vorbei, haben wir, aufgrund der fehlenden Muskelmasse, einen zum Teil drastisch verminderten Grundumsatz. Zum Glück können wir nun wieder aus dem Vollen schöpfen und uns unser Essen schmecken lassen! Dadurch steigt die Energieaufnahme und der Körper jubelt. Er hat die energielose Phase überlebt und freut sich wieder über ein tolles Nahrungsangebot. Doch wie lange wird das Angebot reichen? Leider weiß unser Gehirn nicht, dass wir in einer Zeit leben, in der das Nahrungsangebot nicht mehr dem gleicht wie noch zu Fred Feuersteins Zeiten. Es sorgt vor und speichert die Nahrung als Fett im Körper. Herzlich willkommen Jojo-Effekt! Um unseren Stoffwechsel aktiv zu halten, brauchen wir daher unsere Muskulatur und auf keinen Fall eine Diät. Sie erinnern sich bestimmt noch: Die Muskulatur alleine und ausnahmslos kann das Körperfett verbrennen.

Über eine kurze Zeit hinweg kann jeder abnehmen. Wenn wir jedoch langfristig abnehmen wollen, brauchen wir vor allem eines: unsere Muskeln, die den Grundumsatz halten oder erhöhen. Bewegung und Sport, insbesondere Krafttraining, sind die zwei effektivsten Methoden, dies zu gewährleisten.

An dieser Stelle stellt sich nun die berechtigte Frage, ob man nur mit Sport abnehmen kann bzw. ob dieser in Kombination mit einer Diät sinnvoll ist. Dazu möchte ich Ihnen gerne das folgende Beispiel näherbringen: Sie möchten abnehmen und machen eine Diät, bei der Sie kaum etwas essen. Ob Sie nun Sport machen oder nicht, führt früher oder später zum selben Ergebnis: Der Grundumsatz sinkt. Gehen wir einmal davon aus, dass Sie täglich Sport betreiben, denn Sie wollen schneller Ihre überschüssigen Fettreserven loswerden. Wenn Sie Pech haben, machen Sie sogar intensiven Sport. Um den Stoffwechsel aufrechtzuhalten und wichtige Organe mit Energie zu versorgen, brauchen Sie Zucker (Kohlenhydrate). Da Sie aber wenig bis kaum etwas essen, fehlt dieser nun. Die Leber bekommt die Aufgabe, Zucker aufzubauen, unser Gehirn würde sonst als Erstes verhungern. Da die Leber aus Fett keinen Zucker aufbauen kann, bedient sie sich am eigenen Körpereiweiß. Unsere wichtige Muskulatur wird abgebaut! Der erste Gewichtsverlust nach einem Tag des Hungerns lässt hoffen, allerdings haben Sie dabei vor allem Wasser verloren.

In einer Woche freuen Sie sich, denn Sie haben 9 kg abgenommen. Ich kann Ihnen allerdings nicht dazu gratulieren, obwohl Sie fleißig trainiert haben, denn Sie haben dabei zwei Drittel an Eiweiß und nur ein Drittel Fett verloren. Von den 9 kg sind also 6 kg Muskelmasse und 3 kg Fett verloren gegangen. In Zukunft ist Ihr Grundumsatz um 10% bis 12% gesunken. Sie wissen nun ja bereits, was passiert, wenn Sie die Diät wieder stoppen. Das bedeutet, Sie machen am besten einen großen Bogen um diverse Vielversprecher-Diäten. Stattdessen ist eine ausgewogene Ernährung wichtig, um dem Körper die nötige Energie für seinen Stoffwechsel zu geben.

Welchen Zweck erfüllt nun Sport beim Abnehmen und gibt es einen optimalen Fettverbrennungsbereich im Sport, der das unterstützt? Kurz zusammengefasst: Je mehr Energie Sie verbrennen, desto besser ist es. Um abnehmen zu können, muss es über einen längeren Zeitraum zu einer negativen Energiebilanz kommen. Das bedeutet, dass Sie längerfristig gesehen weniger Energie zu sich nehmen, als Sie verbrauchen. Ihr Energieverbrauch setzt sich dabei aus drei Parametern zusammen: dem Grund-, Arbeits- und Leistungsumsatz. Der Grundumsatz ist jene Energie, die Sie für Ihre Lebensfunktionen (Versorgung aller Organe und Aufrechterhaltung aller wichtigen Körperfunktionen) in Ruhe benötigen. Eine grobe Abschätzung Ihres Grundumsatzes erhalten Sie mit folgender Faustformel:

Grundumsatz je Tag (kcal) = Körpergewicht (kg) × 24

Eine 80 Kilogramm schwere Person hat demnach einen Grundumsatz von 80 kcal pro Stunde, am Tag sind das also ca. 1920 kcal (80 × 24). Hinzu zählen wir den Arbeitsumsatz, das ist jene Energie, die bei den absolvierten Aktivitäten des Alltags verbraucht wird. Der Leistungsumsatz ist die Energie, die bei sportlicher Betätigung verbraucht wird. Je intensiver die Bewegung beim Sport ist, desto mehr Energie verbrauchen wir und desto höher wird der Leistungsumsatz.

Wenn Sie diese drei Parameter zusammenzählen, erhalten Sie den Energieverbrauch an einem Tag. Um nun abnehmen zu können, sollte die Energieaufnahme weniger ausmachen als der Energieverbrauch. Beginnen Sie jedoch nicht mit dem Kalorienzählen. Achten Sie vielmehr auf eine ausgewogene Ernährung, die vor allem abends Kohlenhydrate und Fette reduziert bzw. ganz weglässt. Ein aktiver Organismus benötigt jedoch immer Energie und deshalb sind Diäten nicht besonders förderlich. Achten Sie darauf, gut zu frühstücken, um so eine optimale Basis für den Tag zu legen. Legen Sie zudem, wenn möglich, viel Aufmerksamkeit auf eine frische Zubereitung der Mahlzeiten und orientieren Sie sich abends vermehrt an einer Eiweißaufnahme. Alexandra hat ihren Weg und ihre Veränderungen bereits sehr gut beschrieben.

Wenn ich Leute im Park beim Walken, Nordic Walking oder Laufen sehe, frage ich mich, ob ihr Einsatz und Fleiß auch belohnt wird? Es ist gut, Ausdauertraining zu machen, denn jeder Schritt zählt, aber überlegen Sie sich einmal Folgendes: Die Woche hat 168 Stunden. Wenn Sie drei Mal in der Woche je eine Stunde Laufen gehen oder einen anderen Sport ausüben, verbringen Sie nicht einmal 2% Ihrer Zeit beim aktiven Kalorienverbrauchen. 98% der Zeit befinden wir uns unter Ruhebedingungen – und da wird bekanntlich am meisten Fett verbrannt.

Sport ist dennoch wichtig: Einerseits, um zusätzlich Energie zu verbrauchen, und andererseits, um unsere Muskulatur zu bewegen und zu stärken. Das erhöht sowohl den Energieverbrauch als auch den Grundumsatz bei und nach dem Sport. Um langfristig abnehmen und das Gewicht halten zu können, brauchen wir unsere 656 Freunde. Passen Sie gut auf sie auf und halten Sie ihre Laune hoch, dann helfen sie Ihnen auch gerne dabei, Ihr Ziel zu erreichen.

So wie auch Alexandra ihr Ziel erreicht hat: Minus 40 Kilo in einem Jahr. Ich habe bis heute nichts Vergleichbares erleben dürfen und ich muss sagen, dass ich vor dieser Leistung immer noch den Hut ziehe. Alexandra hat sich während unserer Zusammenarbeit aus meiner Sicht sehr verändert. Der Sport gab ihr mehr Selbstvertrauen und sie verfolgte Ihre Ziele immer konsequenter. Für mich war es auch stets wieder überraschend und amüsant zugleich, welchen neuen Herausforderungen sie sich immer wieder stellte.

Zugegebenermaßen war ich etwas erstaunt, als ich hörte, dass sie nach Mariazell pilgern wollte. Eine beachtliche Wanderstrecke, wie ich meine. In diesem Umfang ist Wandern ein hervorragender Ausdauersport und ideal geeignet, um den Grundumsatz zu erhöhen. Alexandra und ich sahen ihrer Reise mit Spannung entgegen. Aus meiner Sicht war sie für diese Aufgabe auch gut vorbereitet. Bis zum Startschuss standen dennoch weiterhin Trainingseinheiten am Programm. Ich veranlasste sie, die Muskulatur der Beinrückseite verstärkt zu dehnen, da sie vor allem hier Einschränkungen in ihrer Beweglichkeit aufwies. Dazu stellte sie die Ferse eines gestreckten Beins auf einen Stuhl und schob ihren geraden Rücken in Richtung des ausgestreckten Beins. Sie hielt diese Position rund 40 Sekunden und wiederholte die Übung drei Mal pro Seite. Während einer Nordic Walking-Runde zeigte ich ihr schließlich auch eine Dehnübung für die Wadenmuskulatur, da diese ebenfalls oft verkürzt ist. Dazu setzte sie die Zehenballen auf eine Erhöhung, zum Beispiel einen Randstein oder eine Baumwurzel. Die Ferse hielt sie am Boden und verlagerte ihr Körpergewicht nach vorne. Somit kam sie in eine Überstreckung der Wade und folglich in eine gute Dehnposition.

Meine Zusammenarbeit mit Alexandra dauerte nun knapp ein halbes Jahr. Durch ihren Ehrgeiz und ihre Konsequenz hat sie ihre Leistungsfähigkeit und Belastbarkeit hervorragend steigern können und war aus meiner Sicht, neben der Pilgerwanderung nach Mariazell, bereit für eine neue Herausforderung. Dafür ließ ich mir für ihren Jahrestag etwas Spezielles einfallen.

3. April 2008

Der Jahrestag: Ein Jahr ist geschafft – Ziel erreicht!

„Außergewöhnliches wurde immer nur von Menschen geleistet, die so mutig waren, zu glauben, dass irgendetwas in ihrem Inneren den Umständen gewachsen sei."
(Bruce Barton)

An meinem Jahrestag, dem 3. 4. 2008, hatte ich nach längerer Zeit wieder eine Trainingsstunde mit Philipp vereinbart. Als er kam, schlug er plötzlich vor, etwas Neues mit mir ausprobieren zu wollen. Er wollte mit mir Laufen gehen. Na, das war ja besonders toll! Da hatte ich meinen Jahrestag und dann ausgerechnet so etwas? Meine diesbezüglichen Bemühungen während der Schulzeit wurden immer nach kürzester Zeit mit Seitenstechen und einem tomatenroten Kopf belohnt und auf diese Weise machte mir das überhaupt keinen Spaß ...

Er war aber unwahrscheinlich hartnäckig und es stellte sich als schwerer Fehler heraus, ihm zu einem früheren Zeitpunkt verraten zu haben, dass unsere Wohnhausanlage über eine 200-Meter-Laufbahn am Dach verfügt. Ich war bis zu jenem Zeitpunkt auch immer nur deshalb oben, um Freunden und Verwandten die schöne Aussicht zu zeigen – sportliche Ambitionen in dieser Richtung hatte ich keine. Im Gegenteil: Mit leicht neidischem Blick schielte ich immer auf die Nachbar-Wohnhausanlage hinüber, die ein Schwimmbecken am Dach besitzt, das von unserer Laufbahn aus gut einsehbar ist. Das hätte ich mir auch gut vorstellen können, aber eine Laufbahn? Ich? Nein, sicher nicht! Reine Platzverschwendung, unter uns gesagt!

So trottete ich schicksalhaft ergeben hinter ihm her und dachte die ganze Zeit darüber nach, wie furchtbar das jetzt gleich werden würde. Ich fühlte mich unangenehm an meine Schulturnstunden erinnert, die ja stets Quell zahlreicher Frusterlebnisse waren. Er war jedoch seltsamerweise der festen Überzeugung, dass es mir Spaß machen und gut tun würde und ich jetzt aufgrund der vielen absolvierten Nordic Walking-Einheiten ausreichend trainiert sei. Dieser Ansicht war ich aber ganz und gar nicht. Als ich merkte, dass es keine Chance auf ein Entrinnen gab, meinte ich resigniert, er müsse mir dann eben „Schwänke aus seinem Leben" erzählen, denn ich könnte aufgrund meiner vorhersehbaren Kurzatmigkeit sicher nicht reden, und so machten wir es dann auch. Ich durfte das Tempo vorgeben und so trotteten wir unsere Runden und er erzählte mir Begebenheiten von früher.

Erstaunlicherweise ging es besser als befürchtet, und ich war gleichermaßen froh und erstaunt, dass mir nichts weh tat. Auch Seitenstechen hatte ich nicht. Für Philipp war es vermutlich vom Tempo eher ein flotter Spaziergang, aber das war ja nun wirklich nicht mein Problem, denn schließlich war das Ganze ja seine Idee gewesen …

Nach einer Weile sah er mich ganz besorgt an und erkundigte sich, ob ich „eh noch könnte". Ja, konnte ich tatsächlich! Er meinte darauf hin, dass wir schon 25 Minuten ohne Pause durchgelaufen seien (Ach wirklich? Was doch eine kurzweilige Unterhaltung, wenn auch einseitig, alles bewirken kann!), und er fragte mich, ob ich die fehlenden fünf Minuten auf die komplette halbe Stunde auch noch schaffen würde. Hier folgte ein kurzes, atemlos herausgequetschtes „Ja, sicher! Ehrensache“ meinerseits, und schon ging es wieder weiter.

Nach dieser halben Stunde zeigte mir Philipp eine Menge an verschiedenen Dehnungsübungen und erklärte mir, weshalb das im Anschluss an das Laufen empfehlenswert ist. Ich war ausgesprochen zufrieden, als Philipp mir versicherte, dass er es noch selten erlebt habe, dass jemand beim ersten Mal durchläuft und keine „Gehen-Laufen-Gehen“-Intervalle benötigt.

Da war ich schon sehr stolz auf mich, und als ich – irgendwann – wieder ausreichend Luft zum Reden hatte, freute ich mich auch hörbar darüber. Wieder unten in der Wohnung angelangt, feierten wir dieses singuläre Ereignis und meinen Jahrestag mit einem selbst gepressten Obst-Gemüse-Saft.

Am Nachmittag, in einem der seltenen, stillen Momente, ließ ich das vergangene Jahr Revue passieren und war wirklich unglaublich zufrieden. Es waren weniger die tatsächlich erreichten minus vierzig Kilo (die ich schon einige Wochen vorher geschafft hatte), die mich so glücklich machten, sondern die damit einhergehende Veränderung. Ich war von einem faulen, bekennenden Couchpotato zu einem sportlichen, agilen Menschen geworden, der wirklich Spaß an der Bewegung hatte. Wenn mir das jemand prophezeit hätte, hätte ich wohl laut aufgelacht und ungläubig den Kopf geschüttelt, so wenig realistisch wäre mir das vorgekommen.

Wenn man den Kommentaren von Freunden und Familie Glauben schenken durfte, sah ich deutlich besser aus als früher und ich denke, das merkte man auch an meiner Ausstrahlung. Ich war rundherum zufrieden, ausgeglichen, hatte Selbstbewusstsein und Selbstvertrauen bekommen und war von dem schüchternen, fettleibigen

Mauerblümchen mittlerweile doch recht weit entfernt. Besonders witzig waren Begegnungen mit Menschen, die mich schon lange nicht mehr gesehen hatten: Ihnen stand das Erstaunen buchstäblich ins Gesicht geschrieben und manch einer bekam den Mund ganz einfach nicht mehr zu …

Das Shoppen – vor noch nicht allzu langer Zeit Quelle dauernden Ärgers und mit hohem Frustpotenzial behaftet –, bekam plötzlich eine andere Dimension: Neuerdings zählte das ungeliebte „Bekleidung einkaufen gehen" zu einer meiner Lieblingsbeschäftigungen. Meinem Budget tat diese neue Freiheit zwar nicht gerade gut, der Spaßfaktor war aber enorm hoch und es war toll, dass ich jetzt in fast jedem Geschäft meiner Wahl über eine breite Auswahl verfügen konnte. Auf diese Weise konnte ich meine eher spärlich bestückte Garderobe rasch ergänzen. Endlich konnte ich mir die Dinge kaufen, die ich bis dahin immer nur an anderen bewundern, aber eben nie selbst anziehen konnte. Was für eine Wohltat für das Selbstbewusstsein!

Gesundheitlich hatte sich ebenfalls enorm viel zum Positiven verändert. Obwohl ich mich, von den Schmerzen im Knie einmal abgesehen, nicht unbedingt schlecht gefühlt hatte, waren mein verringertes Gewicht und der neue, gesunde Lebensstil wohl ausschlaggebend dafür, dass ich kaum noch krank war. Früher litt ich im Winter unter mindestens drei bis vier grippalen Infekten und war auch zwischendurch häufig erkältet. Das war jetzt ganz anders. Ich war agil, beweglich und richtiggehend energiegeladen. Hörte ich früher den Wecker nicht einmal läuten und lag wie scheintot im Bett, war ich jetzt zu meiner eigenen Überraschung wirklich immer ausgeschlafen und erholt. Frühjahrsmüdigkeit, in alten Zeiten verlässlicher Wegbegleiter, kam nicht mehr vor und hartnäckige Kopfschmerzen, unter denen ich zwar nicht häufig, aber dennoch immer wieder litt, gehörten ebenfalls der Vergangenheit an.

Durch meinen neuen Lebensstil fiel es mir auch wesentlich leichter, mit den typischen Stress-Situationen des Alltags umzugehen. Ich war belastbarer und konnte durch unvorhergesehene Ereignisse längst nicht mehr so aus der Fassung gebracht werden wie früher.

Auch mein Zugang zur Ernährung hatte sich sukzessive, in manchen Aspekten fast unmerklich verändert. Ich hatte mir kontinuierlich einen deutlich gesünderen, ausgewogeneren Ernährungsstil angewöhnt und griff nun automatisch zu qualitativ hochwertigeren Lebensmitteln und hatte beim Kochen nach und nach die eher deftigen Rezepte der Hausmannskost durch leichte, gesündere Varianten ersetzt. Das für mich Erstaunliche daran war, dass mir das nicht nur gut tat, sondern tatsächlich auch gut schmeckte.

Bis heute am meisten überraschend ist für mich der neue Zugang zu Sport und Bewegung. Ich war all die Jahre zuvor ein bekennender Sportmuffel – durch und durch davon überzeugt, dass Sport reine Zeitverschwendung ist. Wozu sich bewegen, wenn man stattdessen auch bequem am Sofa liegend eine Zeitung lesen und vielleicht dabei ein paar Kekse essen kann? Nach dieser Maxime lebte ich jahrelang in tiefster Überzeugung und konnte mich nicht einmal zu einem Spaziergang wirklich aufraffen. Zunächst war der Zugang zum Sport ein zutiefst rationaler, vernunftbetonter. Ich probierte es aus, weil ich überzeugt war, dass es sinnvoll sein würde. Auf die Idee, dass das auch Spaß machen kann und man dabei viele nette Freundschaften mit Gleichgesinnten knüpfen könnte, bin ich die längste Zeit nicht gekommen. Doch so unvorhersehbar das auch gewesen sein mag: Mittlerweile ist Sport untrennbar mit meinem Leben verbunden und für mein Wohlbefinden unerlässlich.

Auch auf eine andere Tatsache war ich unglaublich stolz: Im Februar hatte ich den 2.000 Kilometer auf dem Ergometer „erstrampelt". Wie Ihnen ja nicht entgangen sein dürfte, finde ich das Indoor-Radeln trotz aller Tricks unglaublich langweilig und es kostet mich jedes Mal aufs Neue eine ziemliche Überwindung, mich hinaufzusetzen und meine Einheit zu absolvieren. Man könnte also durchaus sagen, dass mich mit dem Gerät eine gewisse Hassliebe verbindet.

Ohne Zweifel ist es sehr praktisch, zeit- und wetterunabhängig flexibel trainieren zu können. Der Spaßfaktor ist jedoch, was mich betrifft, relativ eingeschränkt – ob nun mit Musik im Ohr oder nicht.

Trotz aller berechtigen Freude ist es mir an dieser Stelle ein Anliegen, festzuhalten, dass ich mich über das Erreichen meines Ziels natürlich unglaublich gefreut habe und mich nach wie vor freue und auch stolz darauf bin, das scheinbar Unmögliche geschafft zu haben: Ich bin aber deswegen noch lange kein „besserer Mensch" geworden – auch wenn ich mich in der Tat jetzt unendlich besser fühle als früher.

Zu gut kann ich mich noch an meine „starken Zeiten" und die häufig vorkommenden Demütigungen erinnern, als dass ich jetzt mit dem moralischen Zeigefinger über andere Menschen urteilen und mich als etwas „Besseres" hervorheben möchte. Dieses Buch und meine Geschichte sollen Sie dazu anregen, es mir nachzumachen, weil ich der Überzeugung bin, dass das absolut lohnend ist. Es ist aber nicht so, dass man als schlanker oder normalgewichtiger Mensch plötzlich keine Probleme mehr hätte – die Prioritäten und der Blickwinkel verschieben sich ganz einfach in eine andere Richtung und auch jetzt habe ich, so wie wir alle, meine Alltagssorgen. Mithilfe von Sport und einem dynamischen Lebensstil fällt es mir jedoch heute wesentlich leichter, mit diesen Problemen und Sorgen umzugehen und ich tendiere nun viel eher dazu, das Glas „halb voll“ als es „halb leer“ zu sehen und bin insgesamt gelassener und entspannter als früher.

Im Nachhinein betrachtet, wundere ich mich heute noch darüber, dass ich zwischendurch nicht den Mut und den Ehrgeiz verlor, weiterzumachen. Vermutlich war mein Motto „Du kannst nichts verlieren, höchstens überflüssige Kilos“ eine gute Motivation, durchzuhalten – und natürlich das angepeilte Belohnungsgeschenk.

Ich hatte ja lange überlegt, was ich mir denn Besonderes gönnen sollte, und ausgiebige „Feldforschungen“ betrieben. Da hätte ich schon so manch schönes Stück gefunden, dass das Potenzial gehabt hätte, mein Budget nachhaltig und auf Dauer zu sprengen.

Obwohl ich ja ausgesprochen praktisch veranlagt bin und mich tatsächlich auch über Haushaltsgeräte zu Geburtstagen und ähnlichen Anlässen freue, stand schnell fest, dass ein „Belohnungs-Mixer“ keine ernsthafte Alternative darstellen würde …

Da ich einen ausgesprochenen Hang zum Luxus habe, den ich im Alltag leider aus budgetären Gründen nicht so hemmungslos ausleben kann, wie ich das gerne tun würde, beschloss ich, mir ein schönes Schmuckstück zu kaufen. Nach einiger Zeit stand für mich fest, dass ich mir den klassischen dreifärbigen Trinity-Ring von Cartier gönnen wollte. Dieser Ring ist nicht nur schön, sondern auch „strapazierfähig“. Ich hätte ja durchaus hübsche Dinge mit schönen Steinen gefunden, musste aber feststellen, dass diese wenig alltagstauglich sind. Da meine Schmuckstücke generell auch spielplatztauglich und robust sein müssen, fiel die Wahl letztendlich auf diesen

Ring – aber natürlich auch, weil ich noch nie in einer Filiale von Cartier gewesen war und das für mich einen verruchten Hauch von Exklusivität darstellte, die sonst keinen Platz in meinem Alltag hat.

Jetzt, nachdem ich das Ziel endlich erreicht hatte, war der Zeitpunkt gekommen, um das Objekt meiner Begehrlichkeiten zu erwerben. Als seelische Unterstützung nahm ich meinen Sohn mit und wir fuhren gemeinsam in die Wiener Innenstadt.

Kaum hatten wir das Geschäft betreten, fühlten wir uns wie in einer anderen Welt. Dicke Teppiche dämpften jedes laute Wort und es herrschte nahezu weihevolle Stille. Wir nahmen in vornehmen Polsterfauteuils Platz und wurden hofiert wie die Könige.

Selten, dass ich ein dermaßen eindrucksvolles Einkaufserlebnis hatte wie hier. Daran könnte „frau“ sich gewöhnen – wenn nur das nötige Kleingeld vorhanden wäre! Die zusätzlich offerierten Preziosen musste ich leider aus genau diesem Grund – sehr zu meinem Bedauern natürlich! – ablehnen.

Wenn man bedenkt, welche „Einkaufserlebnisse“ ich zuvor als übergewichtige Frau zu bewältigen hatte, dann war das hier doch ein entscheidender Schritt in die richtige Richtung. Früher hätte ich vermutlich nicht einmal über das nötige Selbstvertrauen verfügt, so ein Geschäft überhaupt zu betreten. Dabei wird man gerade hier von ausgezeichnet geschultem und überaus höflichem Personal betreut. Sollte sich der Verkäufer über uns beide gewundert haben, dann war er zumindest taktvoll genug, es sich nicht anmerken zu lassen. Ich bekam sogar eine mit der Füllfeder handgeschriebene Rechnung – welches Unternehmen leistet sich so einen Luxus heutzutage noch? Das ist ja ganz etwas anderes als die sonst üblichen Kassenbons auf Thermopapier, deren Lesbarkeit häufig noch kürzer ist als die Lebensdauer des erworbenen Gegenstands.

Zum Abschluss sorgte eine Bemerkung des Verkäufers für ziemliche Erheiterung bei mir: Er meinte nämlich, er würde mir Kataloge „für den Gatten“ mitgeben, denn er wüsste aus eigener Erfahrung, dass Männer froh wären, wenn sie eine Ahnung hätten, was sich ihre Ehefrauen denn so wünschten. Ich stellte mir das Gesicht meines Mannes vor, wenn ich ihm die aufwendig gestalteten Hochglanzkataloge mit den unendlich teuren Geschmeiden auf das Nachtkästchen legen würde, garniert mit der Bemerkung: „Die Halskette auf Seite 14 links oben um 40.000 Euro wünsche ich mir zum Geburtstag …“

Ich behielt den Ring gleich am Finger und wir waren guter Dinge und bummelten noch ganz entspannt durch die Innenstadt und krönten unseren erfolgreichen Ausflug mit einem Besuch in einer Konditorei – volles Programm inklusive Schokomoussetorte für beide. Die Portionen in den Innenstadtkonditoreien sind ja – mittlerweile durchaus zum Glück für mich – so angelegt, dass man sich hinsichtlich der aufgenommenen Kalorienmenge keine allzu großen Sorgen machen muss.

Daheim angekommen, wurde dieser insgesamt äußerst erfolgreich verlaufene Tag noch durch eine Runde am Ergometer abgerundet. Dieses Mal war ich so ausgeglichen, um nicht zu sagen euphorisch, dass mich nicht einmal das Indoor-Radeln wirklich abschrecken konnte!

Da ich den Ring ständig trage, erinnert er mich auch immer wieder daran, was alles möglich ist, wenn man nur fest davon überzeugt ist. Obwohl vermutlich nur ganz wenige Menschen daran geglaubt hatten, dass ich meine Gewichtsreduktion und das zugegebenermaßen sehr hoch gesteckte Ziel tatsächlich schaffen würde, ist es mir gelungen und darüber bin ich sehr, sehr glücklich und dankbar.

Aus der Sicht des Trainers: Im Laufschritt vorwärts

Ich blickte auf die Uhr. Anschließend warf ich wieder einen Blick auf Alexandras Gesicht. Es schien ihr gut zu gehen. Wir liefen nun bereits 23 Minuten durch und es war ihrerseits kein Anzeichen von Müdigkeit zu erkennen. Ich war wirklich erstaunt, dass es ihr beim ersten Mal Laufen so gut ging. Während unseres Trainings unterhielt ich sie – um sie etwas vom Laufen abzulenken – mit der Geschichte meines Halbmarathons am Wörthersee. Ich erzählte ihr, wie es damals in Strömen geschüttet hatte. Auf jedem Meter der insgesamt 21,0975 Kilometer langen Strecke prasselten dicke Regentropfen auf die Teilnehmer nieder. Obwohl ich bis zum letzten Stoßdämpfer meiner Laufschuhe durchnässt war, fühlte ich mich gut und konnte mein vorgegebenes Tempo gut halten.

Ob die Schilderung dieses Erlebnisses wohl die richtige Motivation für Alexandra war? Es schien so, denn zwischendurch blickte ich abermals zu Alexandra und fragte sie, ob alles in Ordnung sei. Sie nickte entschlossen. Kurz darauf war eine halbe Stunde um und wir sahen uns beide etwas skeptisch an. Sie überlegte wahrscheinlich, was gerade mit ihr passiert war. Ich hatte nicht damit gerechnet, dass sie 30 Minuten en suite durchlaufen konnte.

Normalerweise beginne ich bei Laufeinsteigern vorsichtiger. Je nach persönlichem Befinden und individueller Abklärung werden zwei Minuten Laufzeit und eine Minute Gehzeit veranschlagt. Dies mehrmals im Wechsel. Doch Alexandra fühlte sich bei unserem ersten Ausflug auf die Laufbahn am Dach anscheinend richtig wohl.

Die Idee, Alexandra das Laufen zu zeigen, hatte ich schon länger. Ich wollte jedoch so lange warten, bis sie wichtige Voraussetzungen dafür erfüllte. Sie glauben, das sei unnötig? Viele beginnen gleich mit dem Laufen.

Ich meine, das ist auch in Ordnung. Laufen ist eine der idealsten und einfachsten Sportarten, um effektiv Energie zu verbrauchen. Aus meiner Sicht ist es allerdings sehr wichtig, dass der Körper auf die speziellen Belastungen des Laufschritts vorbereitet wird. Immerhin wirkt bei einem Laufschritt das Drei- bis Vierfache des Körpergewichts auf die Gelenke! Das Kniegelenk ist der wohl am häufigsten in Mitleidenschaft gezogene Körperteil bei Läufern. Das Risiko für Knorpelschäden oder Sehnenentzündungen im Kniegelenk steigt, je mehr Kilogramm der Läufer auf die Waage bringt und je länger er läuft. Das Laufen selbst führt nicht zur Arthrose, wohl aber Übergewicht, ein falscher Laufstil und eine schlecht vorbereitete Muskulatur.

Nach den absolvierten Runden auf der Laufbahn konnte ich Alexandra nur gratulieren. Sie erbrachte abermals eine beachtliche Leistung. Ein gelungener Höhepunkt nach einem erfolgreichen Jahr.

Ich hätte dennoch gerne ihre Reaktion gesehen, wenn ich ihr vor dem Laufen die Belastungen genannt hätte, die auf ihr Knie einwirkten. Sie hätte mir vermutlich den Vogel gezeigt.

Denn während unseres 30-minütigen Laufs summierte sich die Wechselbelastung eines Knies auf bis zu 1 100 Tonnen! Eine stolze Last, die dem Kniegelenk hier zugemutet wird.

Was Alexandra allerdings auch nicht wusste, ist, dass ich den Vorschlag zum Laufen keinesfalls spontan gemacht hatte. Immerhin trainierten wir nun bereits fünf Monate zusammen. In dieser Zeit entwickelte Alexandra hervorragend ihre gesamte Körpermuskulatur, insbesondere die Rumpf- und Beinmuskulatur, die beim Laufen sehr wichtig ist. Weiters war das Herzkreislaufsystem durch das Ausdauertraining am Ergometer und mit den

Stöcken ebenfalls bestens vorbereitet und arbeitete so gut wie nie zuvor. Wichtige Grundvoraussetzungen für den Laufeinstieg waren damit bei Alexandra gegeben.

Ein Kriterium für den Laufeinstieg stellt das Körpergewicht dar. Übergewichtigen und untrainierten Personen rate ich vom Laufen vorerst eher ab. Ein weiterer ausschlaggebender Punkt ist die richtige Lauftechnik, die durch verschiedene Übungen verbessert werden kann.

Zunächst möchte ich auf drei wichtige Aspekte eingehen, die für mich die wichtigsten Grundlagen für einen Laufeinstieg darstellen. Im Laufe unserer Zusammenarbeit erarbeitete sich auch Alexandra diese Anforderungen.

Die erste Voraussetzung stellt die Kraftfähigkeit der Beinmuskulatur, insbesondere der vorderen Oberschenkelmuskulatur, dar. Sie können diese folgendermaßen überprüfen:

Nehmen Sie einen schulterbreiten Stand ein und achten Sie darauf, dass die Fußspitzen parallel nach vorne zeigen. Strecken Sie Ihre Arme seitlich und nach vorne weg und beginnen Sie Kniebeugen zu machen. Bei der Abwärtsbewegung geben Sie Druck auf den hinteren Teil des Fußes. Somit bleiben die Knie hinter den Fußspitzen und eine Überlastung des Kniegelenks wird vermieden. Wenn Sie im Knie einen Winkel von ca. 100° erreicht haben, beginnen Sie wieder mit der Streckung.

Schaffen Sie 60 Kniebeugen, hat Ihre Muskulatur genug Energie und Kraft und Sie können sich zur Läufergruppe zählen. Falls nicht, dann empfehle ich, ein spezielles Krafttraining für die Beinmuskulatur zu machen (zum Beispiel Kniebeugen).

Die zweite Voraussetzung ist die Koordination, die für eine gute Lauftechnik wichtig ist. Zur Überprüfung machen Sie einen Ausfallschritt, indem Sie mit einem Bein leicht versetzt nach hinten steigen. Die Ferse des hinteren

Beins berührt den Boden nicht mehr. Beide Fußspitzen zeigen parallel nach vorne.

Stabilisieren Sie Ihre Rumpfmuskulatur und halten den Rücken gerade. Aus dieser Position machen Sie nun abermals Kniebeugen. Bewegen Sie sich gerade nach unten, bis das hintere und gebeugte Bein knapp den Boden berührt. Achten Sie beim vorderen Bein darauf, dass das Knie beim Hinuntergehen hinter bzw. auf der Höhe der Zehenspitzen bleibt. Dann strecken Sie sich wieder in die Ausgangsposition zurück. Es ist nun nicht entscheidend, wie viele Wiederholungen Sie schaffen, sondern dass Ihr Kniegelenk des vorderen Beins stabil bleibt. Denken Sie sich ein Lot durch Ihre Kniescheibe und die Mitte Ihres Fußes. Wenn Sie nun Kniebeugen machen, sollte das Knie stets in diesem Lot bleiben und nicht seitlich abweichen. Wenn Sie das schaffen, ist das Zusammenspiel Ihrer Muskulatur (die Koordination) gut ausgeprägt.

Die dritte Voraussetzung ist die Beweglichkeit in der Hüfte bzw. des Hüftbeugers. Achten Sie bei einem weiten Ausfallschritt nach hinten, ähnlich wie beim vorigen Koordinationstest, auf Ihre gestreckte Hüfte. Spüren Sie ein deutliches Ziehen im vorderen Hüftbereich, sollten Sie die Beweglichkeit auf jeden Fall überprüfen lassen. Eine genaue Kontrolle erfolgt über einen Muskelfunktionstest. Fragen Sie dazu am besten bei Gelegenheit einen Trainer, Physiotherapeuten oder Osteopathen.

Die Beweglichkeit der Hüfte ist wichtig, damit das Bein beim Laufschritt „locker“ pendeln kann. Ist der Hüftbeugemuskel verkürzt, dann kann das Bein nicht nach hinten gestreckt werden. Somit ist die Gefahr gegeben, dass die Hüfte Ausgleichbewegungen machen muss und bei jedem Schritt eine Hohlkreuzposition in der Lendenwirbelsäule entsteht. In dieser Position wird es in den Wirbelgelenken nun eng für passive Strukturen und Nervenbahnen. Die Verletzungsgefahr steigt.

„Und wie schnell bist du gelaufen?“ Ich wollte Alexandra nach unseren Runden noch eine abschließende Dehnübung zeigen und blickte sie fragend an.

„Wie schnell bist du deinen ersten Halbmarathon gelaufen? Du hast es mir noch nicht verraten! Ich weiß nur, dass du völlig durchnässt warst!?“

Ich lachte und erzählte ihr weiter, dass ich, wie schon erwähnt, mein Tempo trotz Dauerregens gut halten konnte. Noch besser: Als ich ins Ziel kam, hatte ich das Gefühl, noch lange weiterlaufen zu können. So gesehen hätte ich damals eine bessere Zeit erreichen können. Unvergesslich war jedoch mein Gefühl beim Zielsprint. Hunderte von Leuten säumten die letzten Meter und jubelten. In diesem Augenblick dachte ich, sie jubelten nur für mich.

Ich benötigte damals 1 Stunde und 44 Minuten. Keine überragende Leistung, aber ich habe meine vorgenommene Zeit von 1 Stunde und 45 Minuten unterboten.

Sehr gut erinnere ich mich noch an mein Gefühl, als ich dieses Ziel erreichte. So ähnlich muss sich auch Alexandra nach Erreichen ihres großen Vorhabens gefühlt haben.

Viel wichtiger als all das ist jedoch der Spaß am Laufen selbst.

Ich freute mich, dass Alexandra der Laufeinstieg Freude gemacht hatte und es mittlerweile ein fester Bestandteil in ihrem Bewegungsprogramm wurde. Dennoch erschrak ich im ersten Augenblick, als ich später erfuhr, dass sie gleich am darauffolgenden Tag wieder Runden gelaufen ist. Ich wollte nicht, dass sie sich gleich überfordert. Der Körper braucht Zeit, um sich zu regenerieren und an die neuen Belastungen anpassen zu können.

Gerade als Anfänger ist es ratsam, die Laufzeiten langsam zu steigern. Wie schon vorher erwähnt, schlage ich zu

Beginn meist eine Wechselmethode vor. Einem zweiminütigen Lauf folgt eine einminütige Gehphase. Dann steigere ich allmählich die Laufzeiten, sodass ein durchgehendes Laufen über eine bestimmte Zeitdauer möglich ist. Von Woche zu Woche kann man dann die Phasen verlängern.

Ich kann mich noch gut an eine Aussage eines meiner ersten Universitätsprofessoren erinnern. Er sagte, wenn es jemandem möglich ist, 20 Minuten zu laufen, dann schafft er auch 30 Minuten. Wenn er es schafft, 30 Minuten zu laufen, dann schafft er auch 60 Minuten, wenn er will auch 120 Minuten. Und wenn er das schafft, dann ist es ihm auch möglich, vier Stunden zu laufen oder länger. Ich habe den Sinn dieser Aussage anfangs nicht ganz verstanden. Aber es stimmt.

Viele Leute fragen mich, wie lange es Sinn macht, zu laufen oder generell Ausdauertraining zu machen. Es kommt immer auf das Ziel an – Training verfolgt immer ein Ziel. Wenn Sie 100 Meter in 10 Sekunden laufen wollen, macht es nicht viel Sinn, 30 Minuten joggen zu gehen. Anders herum macht es wenig Sinn, 30 Minuten joggen zu gehen, wenn Sie einen Halbmarathon laufen wollen.

Generell: Laufen Sie, so lange Sie Lust haben. Sind Sie Laufeinsteiger, empfehle ich eine Zeitdauer zwischen 20 und 30 Minuten bei gleichbleibender Intensität. Wenn Sie ein Ziel vor Augen haben, dann machen Sie sich planvolle Vorgaben und steigern Sie sich Schritt für Schritt.

Wenn Ihr Ziel Gewichtsabnahme lautet, dann stellt Laufen ein sehr effektives Trainingsmittel dar. Es sind rund 70% der Muskeln im Einsatz und diese brauchen vor allem eines – Energie.

Der Vorteil des Laufens gegenüber Nordic Walking oder Radfahren besteht darin, dass einerseits die Intensität der Bewegung höher ist und andererseits dadurch viel mehr Muskeln bei der Bewegung beansprucht werden. Dies vor allem durch das eigene Körpergewicht, das bei jedem Laufschritt getragen werden muss. Das Laufen stellt eine komplexe Bewegungsabfolge vieler Körpermuskeln dar. Um einen optimalen Laufschritt gewährleisten zu können, wird neben der Beinmuskulatur auch die Rumpf-, Oberkörper-, Arm- und Schultermuskulatur intensiv in die Bewegung miteinbezogen. Somit kann in kürzerer Zeit mehr Energie verbraucht werden. Ein Nachteil ist sicher die größere Belastung der Gelenke. Dieser Nachteil wird allerdings durch Erfüllung der zuvor beschriebenen Voraussetzungen minimiert.

Ich empfehle, auch beim Laufen eine Herzfrequenzmessung zu machen. So können die Intensität und innere Beanspruchung wunderbar kontrolliert und das Training abwechslungsreich gestaltet werden. Dazu mehr im nächsten Kapitel.

Für die Trainingssteuerung über die Herzfrequenz verwende ich wiederum die Karvonen-Formel. Beginnen Sie ein Lauftraining mit einer Herzfrequenzreserve zwischen 60% und 70% (A1-Bereich).

Da beim Laufen nun mehr Muskeln im Spiel sind als zum Beispiel beim Radfahren, addiere ich zu den Ergebnissen der einzelnen Ausdauerbereiche einige Pulsschläge hinzu. Für den ersten Wert im A1-Bereich addiere ich 10 Schläge. Für den ersten Wert des A2-Bereichs addiere ich 8, für den ersten Wert des A3-Bereichs 5 Schläge und für den ersten Wert des A4-Bereichs 3 Schläge. Erfahrene und fortgeschrittene Läufer können bei allen Werten 10 Schläge hinzurechnen. Ein Beispiel dafür finden Sie wiederum auf Alexandras Homepage.

Die Pulsuhr ist für mich ein fester Bestandteil meiner Laufausrüstung. Generell ist der Ausrüstungsaufwand beim Laufen nicht groß. Es ist nahezu überall möglich und neben einer funktionellen Laufbekleidung brauchen

Sie auf jeden Fall die richtigen Laufschuhe. Diese sollten unter anderem zu Ihrer Lauftechnik, zu Ihrem Fuß, zur Fußstellung bei der Abrollbewegung und zum Laufuntergrund passen.

Um aus dem großen Angebot an Laufschuhen den „richtigen" zu finden, empfehle ich eine Laufanalyse im Sportfachgeschäft. Hier wird der Laufschritt analysiert und ein passender Schuh für Ihren Fuß ausgewählt.

Grundsätzlich sollte ein Laufschuh drei Funktionen erfüllen: dämpfen, stützen und führen.

Der Laufschuh übernimmt mit dem Bodenkontakt die Führung des Fußes. Eine gute Passform des Schuhs ist eine wichtige Voraussetzung für eine korrekte Abrollbewegung des Fußes und die Durchführung des gesamten Laufschritts, vom Fußaufsatz bis zum Abstoß.

Die Stützung im Laufschuh schützt den Fuß vor seitlichem Abknicken und gibt ihm Stabilität. Welche Stützung für Ihren Fuß wichtig und richtig ist, lässt sich am besten bei Zeitlupenaufnahmen einer Laufanalyse zeigen.

Die Dämpfsysteme im Laufschuh reduzieren die Stoßbelastungen in der Landephase des Laufschritts. Einen wesentlichen Einfluss bei der Wahl einer weichen oder härteren Dämpfung haben das Körpergewicht, die Laufgeschwindigkeit und der Untergrund.

Die Wahl des Laufuntergrunds kann oft nicht bestimmt werden. Je weicher der Untergrund, desto mehr werden die Gelenke geschont, allerdings steigen die Anstrengung und die Gefahr ermüdungsbedingter Verletzungen. Ein Umknicken am Waldboden geschieht häufiger als beim Laufen auf Asphalt. Andererseits erhöhen sich bei einem Laufschritt auf Asphalt die Bodenreaktionskräfte und damit die Belastung der Gelenke und Sehnen.

Die Laufbahn auf Alexandras Wohnhausanlage war für einen Laufeinstieg sehr gut geeignet. Der sogenannte Tartan-Belag trägt wesentlich zum Abbau der auftretenden Kräfte bei. Ein Teil der Kräfte wird absorbiert. Der andere Teil wird durch Rückfederung an den Läufer zurückgegeben. Weiters kommt ein flacher Untergrund beim Erlernen einer guten Lauftechnik entgegen.

Was nützt die beste Ausrüstung, wenn diese nicht durch eine richtige Technik optimal genutzt werden kann? Deshalb stand zu Beginn der folgenden Trainingseinheiten mit Alexandra immer eine Technikschulung. Techniktraining ist zugleich ein gutes Koordinationstraining.

Am Anfang zählte die Koordination nicht unbedingt zu Alexandras Stärken. Ich glaube, auch heute noch ziehen Stirnfalten bei ihr auf, wenn ich das Wort Koordinationsübung erwähne. Durch verschiedene Bewegungsaufgaben konnte sie jedoch ihre Technik und somit ihre Koordination entscheidend verbessern.

Ich möchte Ihnen an dieser Stelle zwei Grundübungen des sogenannten Lauf-ABCs vorstellen.

Die erste Übung verbessert die Fußgelenksarbeit, die für eine saubere Abrollbewegung wichtig ist. Stellen Sie sich dazu aufrecht und hüftbreit hin. Beide Füße zeigen parallel nach vorne. Heben Sie nun am Stand im Wechsel linke und rechte Ferse vom Boden und beugen das entsprechende Knie nach vorne. Achten Sie wieder auf die Achsenstabilität der Kniegelenke. Das jeweils andere Bein bleibt gestreckt und die Fußsohle am Boden. Die Arme werden im Rhythmus des Schrittes aktiv mitgeschwungen. Wenn Sie einen guten Takt gefunden haben, bewegen Sie sich mehrere Meter nach vorne.

Die zweite Übung nennt sich Skipping. Stellen Sie sich wieder aufrecht hin und verlagern Sie Ihr Körpergewicht etwas nach vorne. Die Armhaltung entspricht der beim Laufen. Heben Sie nun ein Bein gestreckt nach vorne und ziehen Sie Ihre Zehenspitzen in Richtung Schienbein. Aus dieser Position klappen Sie nun den vorderen Bereich Ihres Fußes aktiv zu Boden. Der Bodenkontakt erfolgt ausschließlich mit dem Fußballen und sollte möglichst kurz erfolgen. Das Knie bleibt gestreckt. Anschließend ziehen Sie die Fußspitze wieder zum Schienbein und wiederholen diese Übung pro Bein 20 Mal (Anmerkung: Alexandras absolute Lieblingsübung ...).

Wenn Sie verschiedene Läufer beobachten, können Sie grundsätzlich drei verschiedene Lauftypen unterscheiden. Den Vorfußläufer, den Mittelfußläufer und den Fersenläufer. Der Vorfußläufer führt den Fußaufsatz im vorderen Drittel der Laufsohle. Für lange Läufe ist der Vorfußlauf ungeeignet, da die Fußmuskeln sowie die Achillessehne stark beansprucht werden.

Der Mittelfußläufer setzt im mittleren Drittel des Fußes auf. Hier treten ähnliche Kraftspitzen wie beim Vorfußlauf auf.

Schließlich gibt es den Fersenläufer, der im hinteren Drittel der Laufsohle aufsetzt. Die Belastungen der passiven Strukturen werden umso größer, je weiter der Fußaufsatz dabei vor dem Körper erfolgt und dadurch das Bein bei gestrecktem Knie aufsetzt.

Der Großteil der Läufer sind Fersenläufer – vor allem bei Langstreckendistanzen. Jeder entwickelt im Laufe seines Lebens einen eigenen Laufstil. Jeder Stil hat seine Vor- und Nachteile. An dieser Stelle möchte ich Ihnen drei Tipps zur Optimierung Ihrer Lauftechnik vorstellen, die sich am Mittel- und Fersenläufer orientieren.

Setzen Sie Ihren Fuß parallel in Laufrichtung auf. Die Abrollbewegung erfolgt idealtypisch in Laufrichtung zur Großzehe. Je schneller Sie laufen, desto schmäler wird Ihre Spurbreite. Wenn Sie schnell laufen, werden die Schritte exakt hintereinander gesetzt. Die Landung sollte mit gebeugtem Knie und ziehendem Fußaufsatz erfolgen.

Ein entscheidender Schritt zur Verbesserung der Lauftechnik und zur Schonung der Gelenke ist die Erhöhung der Schrittfrequenz pro Minute. Ein Durchschnittsläufer macht rund 80 Doppelschritte in der Minute. Ein Doppelschritt setzt sich aus einem Schritt rechts und links zusammen. Spitzenläufer machen rund 90 bis 95 Doppelschritte. Zählen Sie doch einmal Ihre Doppelschritte in der Minute!

Eine gute Trainingseinheit beginnt mit einem Aufwärmprogramm und endet beim Abwärmen. Ich zeigte Alexandra stets Dehnübungen, die die beanspruchten Muskeln wieder locker machten und entspannten. Ich empfehle Ihnen nach einem kurzen Auslaufen generell das Dehnen der Waden-, der vorderen und hinteren Oberschenkel-, der Hüftbeuger- und der Brustmuskulatur. Dies lockert den Muskel und verringert die Spannung. Weiters wird die Beweglichkeit verbessert. Wie das funktioniert, zeige ich Ihnen wieder auf Alexandras Homepage.

Alexandra hatte mittlerweile großen Spaß am Laufen gefunden. Sie trainierte wirklich fleißig und ich war nach einer gemeinsamen Trainingspause überrascht, wie sehr sich ihre Leistungsfähigkeit entwickelt hatte.

Besonders gefreut hat es mich, als ich hörte, dass sie auch weniger oft krank wurde. Dies zeigen auch epidemiologische Studien. Regelmäßige körperliche Aktivität, insbesondere moderates Ausdauertraining steigert die Infektabwehr, kann die Infektrate der oberen Luftwege senken und zeigt Schutzeffekte gegenüber Darm- und auch Brustkrebsrisiko.

Ihr allgemeines Wohlbefinden steigerte sich spür- und sichtbar. Ein angenehmer „Nebeneffekt“ auf ihrem neuen sportlichen Weg.

Einige Zeit später äußerte sie aber einen Wunsch, der mir doch ziemlich die Sprache verschlug …

4. April 2008 bis 30. Juni 2008

Der zweite Frühling: neue Ziele, neues Glück

„Wer aufhört, besser werden zu wollen, hört auf, gut zu sein.“
(Marie von Ebner-Eschenbach)

Welche neuen Ziele kann es geben, wenn man scheinbar alles erreicht hat?

Ich war froh, das schier Unmögliche geschafft und die angepeilten minus vierzig Kilo sogar schon vor meinem 40. Geburtstag erreicht zu haben. Mir war aber auch klar, dass nun eine ebenso wichtige Hürde zu bewältigen war: Die Devise „Gewicht halten“ wurde ausgegeben.

Ich war überzeugt davon, dass auch das zu schaffen sein würde, fühlte ich mich doch einfach so unglaublich wohl und fit, dass ich eine Rückkehr in den alten Lebenswandel für alle Zeiten ausschloss.

Frohgemut überlegte ich mir, welche neuen Ziele ich mir denn setzen und welchen neuen Herausforderungen ich mich stellen könnte.

Da mir das Laufen am Vortag unglaublich Spaß gemacht hatte, beschloss ich kurzerhand, nochmals im Alleingang auf die Laufbahn zu gehen und wollte sehen, wie es sich ohne fachmännische Begleitung anfühlt. Es ging wieder überraschend gut und es machte mir viel Freude, auf der Laufbahn mit Blick über die gesamte Stadt meine

Runden zu drehen. Was mich wirklich überraschte, war die Tatsache, dass mir mein Knie nicht die geringsten Schwierigkeiten bereitete und auch sonst keine nennenswerten Unpässlichkeiten auftraten.

So beschloss ich, das Laufen von nun an regelmäßig in mein Sportprogramm mit einzubeziehen und peilte zu Beginn zwei bis drei kürzere Einheiten pro Woche auf der Laufbahn an. Ich wollte nicht übertreiben und das Tempo und die Dauer, wie von Philipp vorgeschlagen, allmählich steigern, damit sich mein Körper langsam daran gewöhnen konnte.

Insgesamt verfügte ich jetzt über eine bunte Mischung an verschiedenen sportlichen Aktivitäten: Laufen, Nordic Walking, Radfahren, Schwimmen sowie meine (nicht allzu geliebten) Kraft- und Hantelübungen. Gerade die Abwechslung aus diesen verschiedenen Sportarten war es, die mir Spaß machte. Ich könnte es mir nicht vorstellen, ausschließlich eine einzige Sportart zu betreiben. Das wäre mir schlichtweg zu langweilig.

Die Frage, welche Aktivität ich am jeweiligen Tag machte, war nicht zuletzt zeit- und wetterabhängig. Meine Nordic Walking-Runden sind immer relativ ausgedehnt und benötigen im Schnitt mindestens zwei Stunden Zeit - Zeit, die ich oft nicht habe. Dann steht eben eine kürzere Laufeinheit am Programm oder ich fahre stattdessen mit dem Rad. Abends bzw. bei Schlechtwetter mache ich dann Kraft- und Hantelübungen. Das Ganze folgt nicht einem ausgetüftelten Plan, sondern richtet sich vielmehr nach meiner Freizeit bzw. der aktuellen Wetterlage, auch wenn ich natürlich versuche, Abwechslung in die verschiedenen Aktivitäten zu bringen.

Die Frage nach weiteren Zielen war schwieriger, als ursprünglich angenommen. Ausschließlich das Gewicht zu halten, erschien mir wenig verlockend und ich war auf der Suche nach weiteren Herausforderungen. Die ohnehin schon angepeilte Mariazell-Pilgerreise schien mir da ein passender erster Schritt zu sein. Danach wollte ich insgesamt noch etwas sportlicher und dynamischer werden, um beim nächsten Fitness-Check ein wenig besser abzuschneiden.

So begann ich allmählich, eine genaue Planung für die immer näher kommende Wanderung aufzustellen. So viele Dinge mussten noch geklärt und erledigt werden: Die ersten beiden Übernachtungen in den Alpenvereinshütten wollten wir zur Sicherheit im Voraus buchen, um nicht vor Ort feststellen zu müssen, dass möglicherweise kein Platz mehr für uns frei ist.

Die neu gekauften Wanderschuhe erwiesen sich bei den Nordic Walking-Einsätzen als völlig unbrauchbar, denn sie drückten schon nach kürzester Zeit an allen möglichen Stellen. Also kramte ich meine alten, schon ewig nicht mehr verwendeten Wanderschuhe aus den Untiefen des Kellerabteils hervor – und wunderte mich, weshalb ich mir überhaupt neue zugelegt hatte. Sie waren bequem, „eingegangen“ und passten hervorragend. Zum Glück zog ich sie vor der Wanderung auch nochmals testweise zum Nordic-Walken an, denn sonst wäre mir gleich auf der ersten Etappe das geschehen, was mir so – zum Glück im Unglück – unweit der Wohnung passiert ist: Ich verlor die Sohle! Nein, das ist leider kein Scherz! Mitten unter dem Walken fühlte sich mein Gang plötzlich etwas „schwammig“ an und ehe ich noch realisierte, was da vor sich ging, stand ich auch schon „unten ohne“ da. Na, das begann ja wenig vielversprechend! Also kehrte ich um und kurz vor der Wohnung verabschiedete sich dann auch noch Sohle Nr. 2. Leider reagierte ich nicht geistesgegenwärtig genug und warf die Sohlen in den jeweils nächstgelegenen Mistkübel. Ich hätte sie besser aufheben und nach absolvierter Pilgerreise meiner Familie mit der Bemerkung hinhalten sollen: „Da, seht mal, wir sind eindeutig zu weit gegangen!“ Das ist mir aber leider erst zu spät eingefallen. Schade, denn die verdutzten Gesichter hätte ich zu gerne gesehen!

So musste ich wohl oder übel doch nochmals ins Wandergeschäft meines Vertrauens gehen, wo ich mir schon einen gewissen Bekanntheitsgrad erarbeitet hatte, und probierte dort Wanderschuh über Wanderschuh.

Tückischerweise passen die meisten im Geschäft ja noch ganz gut. Wie die Passform dann wirklich ist, merkt man erst unterwegs – also dann, wenn es bereits zu spät ist. Ich entschied mich aus praktischen Überlegungen heraus für das gleiche Modell, das auch Uschi erworben hatte, und ging damit ausgiebig Walken, um zu vermeiden, dass die Schuhe bei der Wanderung schmerzhafte Blasen an den Füßen hinterließen.

Bei einer weiteren Einkaufstour, als ich noch den fehlenden Schlafsack besorgte, traf ich auf eine Verkäuferin, die selbst sehr viel wandern geht und so kam ich nach einem ausführlichen Verkaufsgespräch nicht nur mit einem Schlafsack, sondern auch noch mit einer Regenhose, einem Regenschutz für den Rucksack und einer Stirnlampe nach Hause. Mein Sohn borgte mir seinen Kompass und Andreas, mein Arbeitskollege, versorgte mich noch mit seiner Pelerine aus Bundesheerzeiten, unter der ich notfalls auch im Freien hätte campieren können. Huch! Was hatte ich da schon wieder vor? So viel sei schon an dieser Stelle verraten: Zum Glück musste ich weder im Freien übernachten, noch benötigte ich die Stirnlampe oder den Kompass. Meine Abenteuerlust beschränkt sich ohnehin eher auf die Lektüre von Expeditionsberichten, die, im warmen, wohligen Bett gelesen, sehr spannend sein können – Trockentraining gewissermaßen. Auf die Erfahrungen des

Outdoor-Campierens mit all seinen Begleiterscheinungen konnte ich jedenfalls gut verzichten.

Wir planten den Start unserer Wanderung für Mittwoch, den 23. April 2008, und beobachteten argwöhnisch und sorgenvoll den Wetterbericht für die darauf folgenden Tage. Dieser war leider nicht unbedingt verheißungsvoll und so kamen noch rasch ein paar warme Sweater in den Rucksack hinein. Mangels Wandererfahrung wusste ich natürlich nicht, was und wie viel ich mitnehmen sollte.

Ich tendiere generell dazu, zu viel mitzunehmen. Das machte sich dann in Hinblick auf das Gewicht des Rucksacks mit knapp 14 Kilogramm doch sehr störend bemerkbar …

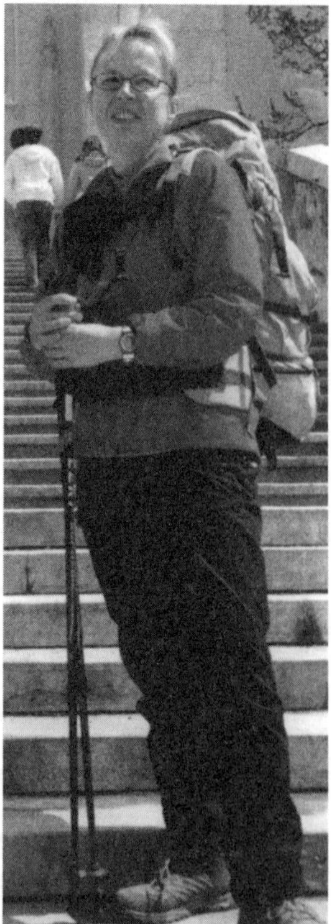

Zu meiner Ehrenrettung sei aber gesagt, dass ich tatsächlich alles gut brauchen konnte – von der Stirnlampe und dem Kompass glücklicherweise einmal abgesehen. Die Bundesheer-Pelerine ließ ich aus Platz- und Gewichtsgründen zu Hause. Ich freute mich sehr über das Angebot meines Kollegen und hoffte insgeheim, dass ich es nicht noch vor Ort bereuen sollte, das unförmige Paket zu Hause gelassen zu haben!

Am Mittwoch ging es frühmorgens los und wir hofften, die circa 130 Kilometer lange Strecke quer durch das südliche Niederösterreich von den Toren Wiens bei Perchtoldsdorf über Heiligenkreuz, das Kieneck, den

Unterberg, die „Kalte Kuchl“, St. Aegyd, das Kernhofer Gscheid über das Walstertal nach Mariazell bis zum darauffolgenden Sonntag zu schaffen. Zur Sicherheit hatte ich mir deswegen am Montag auch noch Urlaub genommen – man konnte ja nie wissen …

Ausgestattet mit ausreichend Kartenmaterial, einem „Wanderhandbuch für Pilger“ und – selbstverständlich – genug Verpflegung starteten wir und hatten keine Ahnung, was uns dabei erwarten würde. Aber was macht man nicht alles, um nicht dumm vor dem eigenen Kind dazustehen?

Schon nach wenigen Kilometern stellten Uschi und ich fest, dass wir ganz alleine unterwegs waren. Kein Mensch weit und breit – nur Ruhe und gute Waldluft. Eigentlich seltsam: Da fahren wir Menschen aus der Großstadt viele Hunderte Kilometer weg, um Ruhe und Erholung zu suchen, dabei findet man diese ganz unspektakulär, quasi vor der Haustüre, und beinahe in Sichtentfernung zu Wien.

Auf unserer gesamten Wanderung haben wir, abgesehen von einer einzigen Pilgergruppe, einem Ehepaar und einem freilaufenden Hund, überhaupt niemanden getroffen. Es war richtig idyllisch. Wenn nur nicht der schwere Rucksack gewesen wäre! Ich konnte mittlerweile sehr gut nachvollziehen, dass es geführte Pilgerreisen gibt, bei denen das Gepäck zum jeweiligen Quartier gebracht wird und man nur mit einem kleinen Rucksack unterwegs ist. Phasenweise hätte ich dieser Idee durchaus etwas abgewinnen können. Wir waren durchschnittlich zwischen 25 und 30 Kilometer pro Tag unterwegs und kamen ganz gut damit zurecht. Die viele sanfte Bewegung tat mir sehr gut und ich konnte tagsüber die Gedanken herrlich im Kopf sortieren und nachdenken. Ab dem zweiten Tag hatte ich mich auch an das Gewicht des Rucksacks gewöhnt. Leider war die dringend empfohlene Regenhose eine wirklich segensreiche Anschaffung gewesen, denn der Wettergott meinte es nicht allzu gut mit uns. Es regnete ausdauernd und intensiv. Wir waren trotzdem bester Laune und marschierten plangemäß weiter.

Als wir über den Unterberg kamen, lag sogar Schnee an manchen Stellen. Nur gut, dass die Skisaison bereits vorüber war, denn wir querten tatsächlich die Pisten!

Die viele Bewegung tagsüber sorgte für einen kräftigen Appetit am Abend. Entgegen meiner sonstigen Gewohnheiten aß ich abends natürlich mehr, weil wir uns während des Tages nur mit etwas kalter Jause begnügten. Leider gab es bei allen Stationen eher klassische Hütten- oder Hausmannskost. Mit leichten, gesunden Sachen hatte ich schlichtweg Pech, da war nichts zu machen! Über die Portionsgrößen hätte ich mich zwar früher sehr gefreut, mittlerweile waren sie mir ganz einfach zu groß geworden. Das hatte natürlich Auswirkungen auf die Nachtruhe: Ich schlief relativ schlecht und merkte bei dieser Gelegenheit einmal mehr, wie sehr sich meine Gewohnheiten inzwischen verändert hatten.

Unterwegs kehrten wir immer in die am Wanderweg befindlichen Kirchen ein und zündeten Kerzen für unsere Familien und Freunde an. Im Gegensatz zu vielen Ländern, die ich als Touristin besucht habe, sind bei uns die Kirchen meist geöffnet und für die stille, innere Einkehr bereit. Das finde ich sehr schön.

Die gesamte Wanderstrecke war richtig romantisch und idyllisch. Unten in den Talregionen war der Frühling schon deutlich zu spüren, die Bäume blühten und es waren bereits allerlei Insekten unterwegs. Sogar einen blühenden Enzian fanden wir! Als wir dann in höhere Regionen kamen, sah es hingegen noch deutlich winterlicher aus, kaum ein grünes Blatt und nur hin und wieder Schneerosen oder Schneeglöckchen, sonst zeigte sich alles noch kahl und mit Schneeresten bedeckt. Das war faszinierend zu beobachten. Gerade wenn man in der Großstadt lebt, kommt einem leider die Verbundenheit zur Natur nach und nach abhanden.

Als wir am Kernhofer Gscheid ankamen, war die gesamte Gegend in eine dicke Nebelschicht gehüllt und man sah kaum die Hand vor den Augen. Das blieb auch noch am nächsten Tag bei unserem Aufbruch so. Als wir Richtung Hubertussee kamen, wurde der Nebel allmählich weniger und plötzlich traute sich die Sonne hervor. Das war eine unglaublich schöne Stimmung. Der See lag völlig ruhig im glänzenden Morgenlicht da, abgesehen von ein paar Stockenten sahen wir keine anderen Lebewesen weit und breit. Wir gingen zur „Bruder Klaus"-Kirche, die an jener Stelle, an der ursprünglich die erste Kirche der Steiermark stand, neu aufgebaut worden war. Ein moderner, schlichter Bau mit beeindruckenden Glasfenstern. Hier konnte man richtig Einkehr halten. Ein wirklich eindrucksvoller Ort.

Wir gingen an der gemächlich vor sich hinplätschernden Walster entlang bis nach Mariazell und trafen – wie bestellt – zum „Zwölf-Uhr-Läuten" dort ein. Die in diesem kleinen Ort anwesenden Massen waren nach einigen Tagen relativer Einsamkeit fast schon ein Schock für uns. In der Basilika drängten sich die Touristen, im Stundentakt wurden Segnungen vorgenommen und Messen (für die Massen) gelesen. Da waren wir wirklich froh, die stille „Bruder-Klaus"-Kirche noch vor Kurzem für uns allein gehabt zu haben!

Die Familien erwarteten uns bereits sehnsüchtig und nach einer wohlverdienten Stärkung fuhren wir wieder nach Hause.

Mein Rucksack und ich waren zwischenzeitlich eine so harmonische Einheit geworden, dass ich auch ohne Weiteres noch länger hätte gehen können. Überhaupt war es so, dass wir es ein bisschen schade fanden, dass die Wanderung schon wieder vorbei war. Wenn es nach Uschi und mir gegangen wäre, hätten wir durchaus noch drei oder vier weitere Tage durchgehalten.

Kaum ein Urlaub war jemals energiestiftender für mich als dieser. Ich war ja ursprünglich voller Zweifel, ob ich nicht völlig erledigt nach Hause kommen und völlig übermüdet sein würde. Es war aber genau das Gegenteil der Fall. Keine Spur von Müdigkeit oder Erschöpfung!

Leider machte sich jedoch die Hausmannskost und die großen Portionen der vergangenen Tage störend auf der Waage bemerkbar und ich war wohl die einzige Person weltweit, die es schaffte, auf einer so kurzen Wander-Pilgerreise stolze 1,6 kg zuzunehmen! Das war tatsächlich einzigartig! Also ging ich, energiegeladen, wie ich nun war, gleich wieder auf die Laufbahn. Ich hatte ohnehin dringenden „Handlungsbedarf“. Das Wetter war traumhaft schön und so lief ich eine Stunde am Dach meine Runden und ließ die Pilgerreise nochmals gedanklich Revue passieren. Ich war sehr zufrieden, diese Herausforderung gut bewältigt zu haben, und stellte fest, dass es wirklich wohltuend für Geist und Körper ist, einige Tage lang viel zu gehen. Die Strecke war nicht so anspruchsvoll wie befürchtet und ich war mittlerweile sportlich genug, die Überwindung des einen oder anderen Höhenmeters recht gelassen zu absolvieren.

Uschi und ich nahmen uns vor, im darauffolgenden Jahr die Strecke Linz – Mariazell zu wandern.

Am nächsten Tag fuhr ich voller Bewegungsdrang wieder mit dem Rad ins Büro. Das war sehr praktisch, weil ich auf diese Weise ohne zusätzlichen Zeitaufwand zu mehr Bewegung kam. Ich war auch schneller im Büro als mit den öffentlichen Verkehrsmitteln und konnte auf diese Weise die entscheidenden zehn Minuten länger im Bett bleiben.

Weil mir das Laufen unglaublich viel Spaß machte und ich mittlerweile schon rund 75 Minuten durchlaufen konnte, kam mir der Gedanke, dass ich mich beim Österreichischen dm Frauenlauf® anmelden könnte. Als ich mich vor den Computer klemmte und die Adresse eingab, staunte ich nicht schlecht, als ich plötzlich bei einem (fast) gleichnamigen Linzer Laufereignis landete und mir dämmerte erst nach einiger Zeit, dass ich wohl die falsche Adresse eingegeben hatte. Das, was ich dort vorfand, klang aber recht interessant. Im Jahr 2008 fand im Rahmen des „10. Linzer Frauenlaufes" am Pichlinger See auch der „1. Frauen-Triathlon" statt. Die Distanzen schienen mir bewältigbar zu sein: 200 Meter schwimmen, 10 Kilometer Rad fahren und 3,4 km laufen (eine Runde um den Pichlinger See). Also meldete ich mich kurzerhand an. Sie sehen schon, mir war nach neuen Herausforderungen! Ich war zu diesem Zeitpunkt felsenfest der Meinung, dass es sich dabei um geringe Distanzen handelte, die „locker" zu schaffen sein müssten.

Als ich Philipp, mit dem ich mittlerweile gut befreundet war, davon erzählte, traf ihn beinahe der Schlag! Als er sich von seinem Schock erholt hatte, versprach er mir, eigene Trainingspläne für mich zu erstellen, damit ich an dieser Herausforderung nicht scheiterte. Als die ersten Pläne per E-Mail eintrudelten, wusste ich nicht, ob ich lachen oder weinen sollte. Das, was er sich da vorstellte, kam mir reichlich übertrieben vor!

Er sah das aber ganz anders und meinte, ich müsse sofort loslegen, da die Zeit ohnehin schon sehr knapp bemessen sei und ich meinen Körper entsprechend in Form bringen müsse. Da fanden sich dann kurze, aber sehr heftige Laufeinheiten, Hantel- und Kraftübungen, Radtraining und zwischendurch, quasi zum Erholen, etwas Nordic Walking auf der Liste. Irgendwie wurde ich den Eindruck nicht ganz los, dass er mir mein Vorhaben nicht so recht zutraute. Das stachelte meinen Ehrgeiz natürlich erst recht an und so ackerte ich mich wacker durch die verschiedenen Wochenpläne. Pfuh! Die hatten es wirklich in sich! Ich listete penibel auf, was und wie viel ich machte, und schickte die Retourmails an den Herrn „Cheftrainer“. Er sollte nur sehen, dass ich nicht klein beigab und mich brav an seine Vorgaben hielt.

Im Laufe der nächsten Wochen wurde das Pensum immer größer. Ich war ziemlich müde und freute mich regelrecht, im Büro ein paar Stunden auf meinem Sessel sitzen zu dürfen und keinen Sport betreiben zu müssen.

Zwischendurch mutierte ich zum wandelnden Ganzkörpermuskelkater und war deprimiert, feststellen zu müssen, dass ich offensichtlich doch nicht so gut trainiert war, wie ich immer angenommen hatte. Unter uns gesagt, fand ich es dennoch maßlos übertrieben, für diese lächerlichen Distanzen so einen Aufwand zu betreiben. Weil ich es mir aber nicht mit Philipp verscherzen wollte, hielt ich lieber meinen Mund und dachte mir, dass es ja nicht schaden könne, gezielt etwas Konditionsaufbau zu betreiben (Stichwort: Bikinisaison).

Dass ich in diesen Wochen nicht an Gewicht zunehmen konnte, versteht sich ja praktisch von selbst. Angesichts des Trainingspensums hatte ich auch keine Zeit, meinen 40. Geburtstag groß zu zelebrieren und so blieben mir diesbezügliche Gewichtsschwankungen auch erspart. Mein großes Ziel, die überflüssigen vierzig Kilos bis zu meinem „runden“ Geburtstag zu schaffen, hatte ich ja erfreulicherweise schon vorher erreicht und nun ging es eben an neue Herausforderungen, diesmal in sportlicher Hinsicht.

Ich schwamm, radelte, lief und walkte, was das Zeug

hielt und am 15. Juni 2008 war es so weit: Meine Familie und ich brachen sehr früh am Morgen nach Linz auf. Die Tatsache, dass es bei uns regnete, ermutigte mich nicht unbedingt. Auf dem Dach befanden sich mein Fahrrad sowie jede Menge Sportausrüstung im Kofferraum.

Als ich, in Linz angekommen, die anderen Teilnehmerinnen sah, wollte ich nur noch eines: heimfahren! Da waren lauter durchtrainierte Sportlerinnen. Ich war ja eher von einer Hobbysportler-Veranstaltung ausgegangen, das schien aber ganz und gar nicht der Fall zu sein. Als ich vor Ort das Rad in der dafür vorgesehenen Zone abgab, erntete ich spöttisch-mitleidige Blicke. Ich war nämlich die Einzige, die mit einem 7-Gang-Rad angerückt kam. Na toll!

Eine der Teilnehmerinnen erzählte mir beim Anstellen für die Startnummer, dass sie das als Probetraining für den „Kärntner Ironman" machen würde, zum Aufwärmen sozusagen. Reichlich deprimiert ging ich wieder zu Mann und Kind zurück und wollte auf der Stelle nach Hause. Mein Mann meinte aber, er sei nicht zum Spaß so früh an einem Sonntag aufgestanden und wenn ich mir das hier schon um jeden Preis eingebildet hätte, dann solle ich es jetzt auch durchziehen und ich würde schon halbwegs mit den anderen mithalten können. Na, er hatte ja leicht reden, er brauchte ja nur zuzusehen!

Mittlerweile war ich ganz und gar nicht mehr überzeugt davon, dass die Teilnahme an dieser Veranstaltung eine gute Idee gewesen war, und als ich den anderen Frauen (natürlich auch noch fast alle jünger als ich) so zuhörte, wurde ich immer mutloser. Da hörte ich von 20 Stunden Training pro Woche, von „Ironman"-Teilnahmen, von Sportstudentinnen, die von Firmen gesponsert wurden und sich hauptsächlich dem Sporttraining widmeten. Und mitten darunter ich, die Verrückte! Was um alles in der

Welt machte ich hier überhaupt? War ich nicht schon ein kleines bisschen zu alt für solche Eskapaden? Anstatt mir zu Hause einen gemütlichen Sonntag am Sofa zu machen, war ich gerade am besten Weg, mich für alle Zeiten vollkommen lächerlich zu machen. Hätte die Veranstaltung in Wien stattgefunden, wäre ich sicher auf der Stelle heimgefahren und hätte mich verkrochen. Da sich mein Mann weigerte, vorzeitig abzureisen, musste ich wohl oder übel mitmachen.

Mein Ziel lautete daher kurz entschlossen: nicht aufgeben, durchhalten – und unter gar keinen Umständen Letzte werden (etwas Ehrgeiz muss auch in so einer scheinbar aussichtslosen Krisensituation ganz einfach sein, finde ich)!

Ich bemerkte schon beim Schwimmen, dass mir die anderen, meist jüngeren Mädchen, wesentlich überlegen waren. So gut es eben ging, versuchte ich mitzuhalten. Die größte Herausforderung für mich war der jeweilige Wechsel in die nächste Sportart. Mangels Erfahrung hatte ich weder die entsprechende Bekleidung noch die richtige Technik, wie damit vernünftig umzugehen ist. Da ließ ich dann leider die entscheidenden Minuten liegen (na, das klingt doch besser, als wenn hier stünde, dass ich einfach nicht gut genug trainiert war, oder?) und war leider eine der letzten Starterinnen am Rad. Erfreulicherweise gab es Streckenposten, die einem den richtigen Weg zeigten. Ich war ja völlig ortsunkundig.

Zu meiner Ehrenrettung muss hier aber schwarz auf weiß und für die Nachwelt schriftlich festgehalten werden: Ich habe mit meinem 7-Gang-Rad immerhin zwei Teilnehmerinnen überholt! Nur an der Ausrüstung alleine liegt es also nicht! Rennrad hin, Rennrad her! Dann kam noch die Laufstrecke rund um den See. Zwischendurch warf ich einen raschen Blick auf die Uhr, die mir Pulswerte um die 200 anzeigte – also deutlich jenseits des empfohlenen Maximalwerts für mein Alter. War ich vielleicht gar schon im Jenseits und bemerkte es nur nicht?

Die Runde um den See kam mir vor wie eine Ewigkeit und gelegentlich hatte ich den Eindruck, mir selbst beim Laufen zuzusehen. Was mich zum Durchhalten motivierte, waren die Badegäste, die mich lautstark anfeuerten, als ich (allein auf weiter Flur) an ihnen vorbeilief. Irgendwann hörte ich, wie ein Mädchen schrie „Halte durch, es ist nicht mehr weit! Super, gleich hast Du es geschafft!" Tatsächlich: In Sichtentfernung war das Ziel! Es war unbeschreiblich, als ich durch den Zielbogen lief und diesen Triathlon tatsächlich geschafft hatte. Ich war also doch noch nicht gestorben – wenn auch fix und fertig!

Nun wollen Sie bestimmt wissen, welche Platzierung ich erreicht habe: Mit einer Gesamtzeit von 51:28 Minuten wurde ich 9. meiner Altersklasse und 46. von insgesamt 50 Teilnehmerinnen.

Das ist zwar insgesamt nicht gerade sensationell, wenn man aber bedenkt, dass ich erst rund zehn Wochen zuvor das erste Mal in meinem Leben mit dem Lauftraining begonnen hatte und man meine unsportliche Vergangenheit kennt, ist das schon in Ordnung, finde ich. Und immerhin wurde ich tatsächlich nicht Letzte!

Rückwirkend betrachtet muss ich aber doch zugeben, dass Philipp mit dem Trainingspensum absolut recht gehabt hatte. Ich hätte sogar noch mehr trainieren müssen! Ich hatte die Gesamtbelastung einfach unterschätzt. Der Wechsel von mehreren Sportarten ohne Pause ist wesentlich anstrengender, als man sich das in der Theorie vorstellt. Die einzelnen Distanzen für sich gesehen klingen wirklich recht harmlos, das „Gesamtpaket" ist dann aber doch ziemlich anstrengend.

Ich bewundere jedenfalls alle, die die olympischen Distanzen im Triathlon schaffen, ohne dabei zusammenzubrechen. Das ist ohne Zweifel eine Disziplin, bei der man an die eigenen Grenzen gerät.

Mich tröstete die Erkenntnis, dass ich für die professionelle Bewältigung dieses Sports einfach schon zu alt bin und früher mit regelmäßigem Intensivtraining hätte beginnen müssen. Auf diese Art kann ich wieder ganz entspannt meinen gewohnten Aktivitäten und dem üblichen Pensum frönen und brauche dabei kein schlechtes Gewissen zu haben.

Nach dieser Veranstaltung wurde mir bewusst, dass ich zwar mittlerweile recht ambitioniert und fleißig aktiv unterwegs war, von einer profimäßigen Ausübung aber bei Weitem keine Rede sein konnte und das aufgrund des dafür erforderlichen Trainingspensums neben Familie und Beruf auch keinen Spaß und keinen Sinn für mich machte.

Aus der Sicht des Trainers: Und ich wette, dass du kämpfst

Es freute mich, dass Alexandra beim Laufen inzwischen richtig Spaß hatte und es ein fixer Bestandteil in ihrem – mittlerweile schon sehr abwechslungsreichen – Bewegungsprogramm wurde.

Nachdem sie ihr Ziel „Abnehmen" erreicht hatte, stand das Ziel „Gewicht halten" ganz oben auf ihrer Liste. Zumindest zunächst ganz oben.

Aus meiner Sicht machte sie das perfekt. Sie baute so viel Bewegung wie möglich in ihren Alltag ein und nahm sich die Zeit für aktives Sporttreiben, so oft sie daran Spaß hatte. Und sie hatte oft Spaß.

Ihre Pilgerreise nach Mariazell hatte sie erfolgreich beendet und ihre Laufleistung war inzwischen wirklich beachtlich, konnte sie doch bereits 75 Minuten durchlaufen.

Als sie mir allerdings den Plan, an einem Triathlon teilzunehmen, vorlegte, hätte ich mich fast an ihrer zuvor angebotenen Himbeerbuttermilch verschluckt. Ein Triathlon? Dass sie einmal Wettkampfluft atmen wollte, fand ich ja okay. Den Österreichischen dm Frauenlauf® hätte ich mir ja vorstellen können, aber gleich einen Triathlon?

Als ich mir die Strecke anschaute und die Distanzen sah, die zu bewältigen waren, dachte ich mir aber gleich, dass sie das schaffen könnte. Es bedurfte allerdings einer neuen Vorbereitung und eines neuen Systems in ihrem Bewegungsprogramm. Wir sprangen also wieder auf den „Trainingszug" auf!

Wir mussten bald loslegen, denn die Zeit war schon recht knapp. Die Distanzen an sich schienen auf den ersten Blick kein Problem zu sein. Doch ich wusste, dass die Schwierigkeit, drei Sportarten miteinander zu kombinieren, nicht unterschätzt werden durfte. Noch dazu ging es um einen Wettkampf. Aber auch das hielt ich durchaus für angemessen. Es ging schließlich um den 1. Frauen-Triathlon am Pichlinger See. Warum sollte Alexandra bei einem solchen Event nicht an den Start gehen können? Mir gefiel die Idee schließlich sehr gut und ich wollte sie auf jeden Fall unterstützen. Hätte ich zu diesem Zeitpunkt allerdings gewusst, welche „Hobbysportlerinnen" an den Start gehen würden, hätte ich es mir vermutlich noch einmal überlegt, ihr die Teilnahme anzuraten. Heute weiß ich, dass es mir auf keinen Fall gelungen wäre, sie von ihrem Vorhaben abzubringen. Nach unserem Gespräch und einer Abwägung aller möglichen Eventualitäten war ich schließlich überzeugt, dass sie den Triathlon schaffen würde. Andernfalls hätte ich mich dagegen ausgesprochen.

Obwohl die Anforderungen anfangs nicht unbedingt überdimensional zu sein schienen, hielt ich es für sehr wichtig, Alexandra auf die bevorstehenden Belastungen gut vorzubereiten. Nach dem Motto „Besser gut gewappnet, als am falschen Fuß erwischt". Sporttreiben ist eine Sache, in einem Wettkampf stehen, und sei es „nur" der 1. Linzer Frauen-Triathlon, ist eine andere. Das wollte mir Alexandra anfangs nicht recht glauben. Sie hat ihre Erfahrung letztlich doch gemacht. Trotz kleiner Rückschläge hielt sie an ihrem Ziel fest und schaffte es bravourös.

Als sie beim Zieleinlauf ihre maximale Herzfrequenz von 202 Schlägen auf der Pulsuhr sah, wurde ihr endlich bewusst, warum ich mir eine gute und konsequente Vorbereitung wünschte. Die durchschnittliche Herzfrequenz während ihres ganzen Rennens lag übrigens bei 174 Schlägen. Herr Karvonen wäre vermutlich in Ohnmacht gefallen, wenn er diese Zahlen gesehen hätte.

Ich legte in der Trainingsplanung für das Projekt „Triathlon" den Schwerpunkt vorwiegend auf das Ausdauertraining. Dieses absolvierte Alexandra mit sogenannten

Ausdauermethoden, die ich Ihnen weiter unten kurz vorstellen möchte.

Ich wollte die Planung für Alexandra möglichst verständlich aufbauen. Es war mir auch wichtig, den Gesundheitssportgedanken weiter zu verfolgen und das Training nicht zwanghaft leistungsorientiert zu gestalten.

Da nur knapp drei Wochen Zeit blieben, um Alexandra auf „Vorderfrau" zu bringen, legte ich die Schwerpunkte zunächst vermehrt auf das Laufen und Schwimmen. Das Rad benutzte sie, um in die Arbeit zu kommen. Das konnten wir gleich mit dem Radtraining koppeln. (Sie haben vollkommen recht, wenn Sie jetzt sagen, dieses Radfahren sei kein Sport, weil zweckgebunden. Aber wir wollen ja nicht so streng sein und manchmal kann man das Notwendige durchaus mit dem Nützlichen verbinden.)

Außerdem durfte Alexandra ohnehin ein paar Einheiten auf ihrem „geliebten" Ergometer herunterspulen.

Ich teilte die drei Wochen bis zum Bewerb in zwei verschiedene Perioden zu je zehn Tagen ein, die jeweils unterschiedliche Zielsetzungen enthielten. In der ersten Periode trainierten wir vorwiegend die allgemeine Grundlagenausdauerfähigkeit (= Grundlagenausdauer 1). Diese stellt die Basis aller Ausdauersportarten dar. Sie ermöglicht das Durchhalten längerer Strecken in Intensitätsbereichen, in denen der Körper genügend Zeit hat, seine Energie mit Hilfe von Sauerstoff aufzubauen.

Solche Einheiten absolvierte Alexandra in allen drei Sportarten im A1-Bereich. Wir legten die Dauermethode fest, in der Alexandra ihren Pulsbereich über die gesamte Dauer der Einheit hielt. Die Laufeinheit vom 19. 5. 2008 hatte zum Beispiel folgenden Charakter: „Laufen nach der Dauermethode; 45 Minuten in A1." Ihr Durchschnittspuls lag bei 152 Schlägen.

Um ihre Geschwindigkeit beim Laufen, Schwimmen

und Radfahren zu erhöhen, trainierten wir auch die sogenannte Grundlagenausdauer 2. Diese wird mit höheren Intensitäten absolviert, dafür über kürzere Streckenabschnitte.

Das Radtraining vom 28. 5. 2008 lautete wie folgt: „Radfahren nach der Dauermethode; 30 Minuten in A2." Der Durchschnittspuls lag bei 156 Schlägen.

In der zweiten Periode steigerten wir nochmals die Intensität und nahmen neben den bereits oben gezeigten Methoden den A3-Bereich ins Training auf. Ich wollte damit die wettkampfspezifische Ausdauerfähigkeit verbessern. Hierfür verwendeten wir die Wechselmethode. Wie der Name schon sagt, wechseln sich die Ausdauerbereiche in der Einheit ab, um die Energiebereitstellung im Muskel zu optimieren und die Wettkampfgeschwindigkeit zu erhöhen. Die Einheit vom 6. 6. 2008: „Laufen nach der Wechselmethode; 10 min in A1, 3 min in A3; 8 min in A1, 4 min in A3; 5 min in A1."

Dies war nur ein kleiner Auszug aus unserem Programm. Neben Kräftigungseinheiten kamen zusätzlich Beweglichkeits- und Koordinationseinheiten hinzu.

Insgesamt absolvierte Alexandra in diesen drei Wochen 39 sportlich aktive Einheiten. Die Radfahrten zur Arbeit sind da schon inbegriffen. Auf diese Weise kam sie auf durchschnittlich 8 Stunden Trainingszeit in der Woche.

Das war schon sehr beachtlich. Ich veranschlagte in meinem Plan rund sechs Stunden in der Woche. Ihr Ehrgeiz und ihre Entschlossenheit durften sie dann doch zu mehr Stunden bewogen haben.

Ein wesentliches Ziel des Ausdauertrainings ist die Erhöhung der Grundgeschwindigkeit in den Sportarten bei gleichzeitig weniger Aufwand. Das heißt, die körperliche Beanspruchung ist niedriger bei gleichzeitig höherer Leistung. Dies macht sich durch eine niedrigere Herzfrequenz bemerkbar. Ausdauertraining senkt die Herzfrequenz, insbesondere die Ruheherzfrequenz oder den Ruhepuls.

Warum sinkt der Ruhepuls? Ausdauertraining ist Kraft- und zugleich Beweglichkeitstraining für das Herz. Der A1-Bereich beginnt bei 60% der maximalen Leistungsfähigkeit. Dies entspricht auch genau jenem Punkt, an dem das Herz während der Belastung das erste Mal voll mit Blut gefüllt wird.

In Ruhe wird das Herz nur bis zu Hälfte mit Blut gefüllt. Die Muskelarbeit während der Belastung drückt nun durch die Venen immer mehr Blut ins Herz, bis es bei 60% der maximalen Leistungsfähigkeit mit Blut voll gefüllt ist. Das ist die sogenannte Enddiastolische Füllung. Diese Füllung dehnt das Herz auf und macht es „beweglicher". Nun muss das Blut durch den Herzschlag wieder hinausgepresst werden. Es entsteht ein Druck, gegen den das Herz einen Gegendruck ausüben muss, um das Blut zurück in den Körper zu transportieren. Dies macht das Herz kräftiger. Insgesamt lernt das Herz, ökonomisch zu arbeiten. Das Blutvolumen wird durch eine harmonische Herzarbeit ausgeworfen und die Herzklappen können sauber arbeiten.

So kann das Herz mit weniger Aufwand schließlich mehr Blut auswerfen. Auch in Ruhe. Es benötigt daher für die gleiche Blutmenge weniger Schläge. Der Ruhepuls sinkt.

Der durchschnittliche Österreicher weist einen Ruhepuls von 70 Schlägen in der Minute auf. Völlig untrainierte und vor allem auch übergewichtige Personen weisen auch höhere Werte auf.

Ich fragte Alexandra, ob sie sich noch an ihren Ruhepuls erinnern könnte, als sie stark übergewichtig gewesen war. Da sie öfters noch vor dem Aufstehen in der Früh ihren Blutdruck gemessen hatte, wusste sie diesen tatsächlich noch: Im Jahr 2006 betrug er 100 Schläge in der Minute! Durch ihre Lebensumstellung und ihr sportliches Training konnte sie in den letzten Jahren ihren Ruhepuls auf 54 Schläge in der Minute senken. Das sind sage und schreibe 46 Schläge in der Minute weniger.

Ich möchte Ihnen mit einem kleinen Rechenbeispiel diesen enormen Unterschied vor Augen führen.

Wir befinden uns im Jahr 2006. Alexandra hat einen Ruhepuls von 100 Schlägen in der Minute. Das macht in einer Stunde 6 000 Schläge. An einem Tag sind das insgesamt 144 000 Schläge.

Im Jahr 2009 hat sie nun einen Ruhepuls von 54 Schlägen. In einer Stunde schlägt ihr Herz 3 240 Mal. An einem Tag sind das insgesamt 77 760 Schläge. Wir zählen hier natürlich die Mehrarbeit des Herzens durch das Training hinzu. Alexandra betreibt in der Woche drei Mal Ausdauersport zu je 60 Minuten bei einer durchschnittlichen Herzfrequenz von 150 Schlägen. Dies ergibt einen Wert von 27 000 Schlägen in der Woche. Pro Tag sind das umgerechnet rund 3 900 Schläge.

Wir erhalten somit einen Gesamtwert von 81 660 Schlägen pro Tag.

Für diesen „Versuch“ hat sich Alexandra freundlicherweise an diesen beiden Tagen „nicht bewegt“ und „verbrachte“ 24 Stunden lang liegend im Bett, damit wir die Möglichkeit für einen Vergleich erhalten konnten. Die Herzfrequenzwerte bei körperlicher Betätigung habe ich bewusst weggelassen, da sich diese bei beiden Beispielen sowieso aufheben würden.

Alexandras Herz schlägt demnach an einem Tag im Jahr 2009 um 62 340 Schläge weniger oft als noch an einem Tag im Jahr 2006.

In einer Woche beträgt die Differenz 436 380 Schläge. Das sind in einem Monat 1 889 525 Schläge. Rechnen wir noch auf ein Jahr auf, dann erspart sich Alexandras Herz im Jahr 2009 rund 22,6 Millionen Schläge gegenüber dem Jahr 2006.

Nageln Sie mich bitte bei diesen Werten nicht fest. Die Rechnung stimmt natürlich nicht genau. Sie zeigt dennoch sehr gut, wofür es sich lohnt, körperlich aktiv zu sein. Das Herz „erspart" sich viel an Arbeit und ist mit weniger Aufwand um einiges leistungsfähiger.

Wie bereits oben erwähnt, wird das Herz in Ruhe bis zur Hälfte mit Blut gefüllt. Bei untrainierten Personen schlägt das Herz ständig mit einer hohen Frequenz. Sogar unter Ruhebedingungen. Noch schlimmer ist es dann unter Stressbedingungen ohne körperliche Betätigung – zum Beispiel beim Sitzen vor dem Computer, sei es in der Arbeit oder beim Online-Pokern, wenn es um viel Geld geht. In solchen Situationen werden Stresshormone ausgeschüttet, um die Herzarbeit zu steigern.

Es fehlt dabei allerdings jegliche Muskelbewegung, die das Blut zurück zum Herzen pumpen könnte. Deswegen bleibt das Herz nur halb gefüllt. Die Frequenz jedoch steigt weiter an. Viele Schläge und viel Aufwand gegen wenig Widerstand. Das ist in etwa so, als würden Sie einen Automotor durch das Durchtreten des Gaspedals aufheulen lassen, ohne jemals einen Gang einzulegen.

Ein permanent hoher Ruhepuls erhöht das Risiko einer Minderdurchblutung des Herzens, schädigt auf Dauer die Gefäße, führt zu Herzschwächesymptomen und kann im schlimmsten Fall einen Herzinfarkt zur Folge haben. Das Herabsenken der Ruheherzfrequenz stellt also eine enorme Entlastung für den Herzmuskel dar.

Herz-Kreislauferkrankungen sind immer noch die häufigste Todesursache in der westlichen Welt. Bewegung und richtig dosiertes Ausdauertraining sind das beste Medikament, um Risikofaktoren für diese Erkrankungen zu senken.

Alexandra stellte sich den Herausforderungen eines Wettkampfs. Ich konnte ihr dazu nur gratulieren. Als ich allerdings ihre Herzfrequenzwerte während des Triathlons sah, wurde mir doch ein bisschen mulmig: Sie hatte eine durchschnittliche Herzfrequenz von 174 Schlägen pro Minute. Der absolute Spitzenwert lag bei 202 Schlägen pro Minute. Vom A4-Bereich war da keine Rede mehr. Das bedeutete schon eine sehr intensive Belastung des Körpers.

Ich denke, dass ihr spätestens jetzt so richtig klar wurde, weshalb ich ihr eine gute Vorbereitung auch für eine solche „Hobbyveranstaltung“ ans Herz gelegt hatte. Bei solchen Anlässen steigen natürlich gewisse Risiken, sowohl für Verletzungen als auch für Herz-Kreislaufbeschwerden. Aus gesundheitssportlicher Sicht machen daher solche Wettkämpfe in diesen Intensitäten wenig Sinn.

Dass ein Verletzungsrisiko bestanden hatte und sich mit etwas Verzögerung tatsächlich realisierte, sollte Alexandra leider später noch einmal zu spüren bekommen. Dennoch bewies sie abermals olympische Wettkampfdisziplin und hätte sich eine Tapferkeitsmedaille allemal verdient.

Abnehmen ist nicht schwer – das Gewicht zu halten dagegen sehr

„Fehler begehen wir nur, wenn wir unsere Ideale, Ziele und Prinzipien vergessen."
(Jawaharlal Nehru)

Ich habe alle Stadien vom extrem übergewichtigen Menschen bis hin zum schlanken Menschen durchlaufen und konnte während der einzelnen Phasen zahlreiche Erfahrungen sammeln – manchmal durchaus auch unfreiwillig und unerwartet.

Das erreichte Gewicht zu halten ist sicher nicht einfach und stellt auch mich immer wieder vor neue Herausforderungen. Jetzt, da ich mein Wunschgewicht erreicht habe, tendiere ich leider immer wieder dazu, die eine oder andere Ernährungssünde zu begehen und insgesamt ein wenig nachlässiger zu werden. Ich weiß allerdings nur zu gut, dass eine Rückkehr zum „alten Lebenswandel" fatale Folgen hat. Hier ist die eigene Disziplin gefragt und das andauernde Nachdenken darüber, was, wann und wie viel man isst. Daran führt kein Weg vorbei. Gelegentliche „Sünden" oder das Tappen in Fallen sind durchaus erlaubt, solange es bei „gelegentlich" bleibt.

Ich musste erkennen, dass hinter meinem Verhalten ohne jeden Zweifel ein Suchtverhalten steht. Vor allem dann, wenn ich unter Stress stehe, nicht genug Zeit habe – oder ich sie mir nicht nehme – und meine Mahlzeiten nicht plane oder vorbereite, dann stolpere ich sehr schnell in diese Falle. Ich gehe dann in die nächste Bäckerei, kaufe „irgendetwas“ und esse hastig, im Stehen und unüberlegt. Häufig sind das belegte Brote oder Weckerl, obwohl ich mittlerweile nur zu genau weiß, dass ich Produkte aus Weißmehl bzw. aus Weizenmehl im Allgemeinen nicht besonders gut vertrage. Ich fühle mich danach auch nicht wohl und leide unter Verdauungsstörungen. Dabei merke ich, dass ich dann zu viel esse und dadurch schnell müde und gereizt werde und einen permanenten Heißhunger auf immer wieder neues, ungesundes Essen bekomme.

Bereite ich mir meine Mahlzeiten jedoch vor – und dabei muss es sich nicht um ein ausgeklügeltes Drei-Gang-Menü handeln –, dann erspare ich mir diese Fallstricke, esse insgesamt weniger, gesünder und fühle mich auch viel besser. Erstaunlich ist nur, dass ich trotz all dieser Erfahrungen dennoch immer wieder die gleichen Fehler begehe. Anscheinend bin ich doch weniger lernfähig, als ich dachte. Oder ist es doch ein Suchtverhalten, das insgesamt nicht so leicht abzuschütteln ist, wie man sich das wünschen würde? Ich glaube, es ist wichtig, zu erkennen, dass man auch „danach“ nicht vor Fehlern gefeit ist und sich weiterhin disziplinieren muss.

Ich erkannte, dass es leichter ist, von starkem Übergewicht ausgehend zehn oder zwanzig Kilo abzunehmen, als die letzten „fehlenden“ Kilos loszuwerden. Das liegt vermutlich daran, dass sich mein Körper mit beispielsweise 65 kg Körpergewicht auch schon ganz wohl gefühlt hätte, ich aber der Meinung war, weitermachen zu wollen, sicher auch beeinflusst von den Medien und dem dort propagierten Schlankheitsbild. Letztendlich ist das ein subjektives Empfinden, jeder hat sein „Wohlfühlgewicht“ an einer anderen Position der Skala, und das nicht nur ausgehend vom Verhältnis Körpergröße zu Gewicht.

Ich definiere mein eigenes Wohlfühlgewicht dahingehend, dass es so angesiedelt sein soll, dass es mir einerseits erlaubt ist, gelegentlich zu „sündigen“, es mir gleichzeitig aber ebenso möglich ist, dieses erreichte Gewicht mit einem moderaten, aber regelmäßigen Ausmaß an Sport zu halten. Ich finde keinen Sinn darin, ein Gewicht anzupeilen, das nur dann zu halten ist, wenn man sich von einem gelegentlichen Salatblatt und einem lächerlichen Glas Leitungswasser ernährt. Das Leben darf schon auch Spaß machen und mir macht es definitiv keinen, wenn ich nicht regelmäßig etwas „Ordentliches“ in vernünftigen Portionsgrößen zu mir nehmen darf (ein gelegentliches Salatblatt mit Leitungswasser fällt, zumindest was mich betrifft, eindeutig nicht unter die Kategorie „vernünftig“!).

Zu diesem Zweck habe ich mir ein Limit von einer maximalen Schwankungsbreite plus/minus drei Kilogramm gesetzt, weil ich nicht wieder riskieren will, Ausreißer nach oben, die sehr mühsam in den Griff zu bekommen sind, bewältigen zu müssen. Mit dieser Strategie klappt es im Prinzip recht gut. Im Sommer, wenn ich wetterbedingt die Chance auf mehr Bewegung habe und bei hohen Temperaturen generell weniger und leichter esse, geht das besser. Im Herbst und Winter gelingt das dann leider etwas weniger gut und es lohnt sich, hin und wieder der einen oder anderen Verlockung zu widerstehen.

Ich musste beispielsweise auch lernen, dass es durchaus Sinn macht, sich zum Essen ausreichend Zeit zu nehmen. Auch wenn ich alleine zu Hause esse, decke ich mir dafür mittlerweile den Tisch schön mit Serviette und einem hübschen Tischset. Die Zeitung wird bewusst weggelegt und liegt nicht neben dem Teller, Radio und Fernsehen werden ausgeschalten.

Diese kurze Zeitspanne der Muße und des Genießens gönne ich mir seither ganz bewusst und bin mir das auch wert.

Nachdem der Alltag von uns allen ohnehin durch ein Übermaß an Geräuschen – ich würde sogar so weit gehen, es als „akustische Umweltverschmutzung“ zu bezeichnen – gekennzeichnet ist, kann ein kurzer Moment der Stille nicht schaden!

Ich lege auch Wert darauf, dass die Speisen nett hergerichtet und, beispielsweise mit Kräutern oder Kernen bestreut, hübsch am Teller angerichtet sind. Ich esse bewusst nicht aus dem Topf oder gar aus der Verpackung heraus. So viel Zeit und Liebe zu sich selbst darf schon sein! Netter ist es ohne Zweifel, in angenehmer Gesellschaft von Familie und Freunden zu essen. Wir versuchen auch, während des Essens keine Probleme zu wälzen oder die leider recht zahlreichen familiären Termine zu koordinieren. Das kann davor oder danach auch erledigt werden. Ich möchte dadurch erreichen, dass das gemeinsame Essen einen wichtigen und gleichzeitig angenehmen Stellenwert erhält. Es ist bei uns zu Hause ohnehin nicht allzu häufig möglich, dass wir alle zusammen essen, da sollte die Atmosphäre dann schon entspannt und angenehm sein.

Haben Sie schon einmal versucht, neben anderen Tätigkeiten zu essen, z.B. beim Zeitunglesen? Die Folge ist meiner Erfahrung nach, dass man überhaupt nicht mitbekommt, was und wie viel man dann isst. Ich hatte danach auch nie den Eindruck, wirklich satt geworden zu sein. Daraus schlussfolgerte ich, dass dieses Verhalten über kurz oder lang geradewegs in eine Sackgasse führen würde. Seither vermeide ich, so gut ich eben kann, neben anderen Tätigkeiten „kurz eine Kleinigkeit“ zu essen, ebenso unterwegs, im Stehen oder bei der Arbeit am Computer. Es ist ja auch nicht gemütlich und macht keinen Spaß. Auf diese Weise stopft man sich sicher die eine oder andere unnötige extra Kalorie hinein, ohne dass man sie überhaupt bemerkt oder wenigstens einen Lustgewinn hat.

Ich achte nach wie vor bewusst auf die Qualität und die Menge des Essens, leiste mir aber hin und wieder den Luxus einer Süßigkeit. Diese fällt dann auch richtig „luxuriös“ aus, also entweder selbst gemacht oder aus der Konditorei. Industriell hergestellte Kekse mit gehärteten Fetten und haufenweise Zucker interessieren mich mittlerweile überhaupt nicht mehr.

Wenn, dann darf es schon wirklich gut sein. Und das genieße ich auch! Übrigens, wenn Sie jetzt wissen wollen, was ich denn unter „hin und wieder“ verstehe: Nun ja, jedenfalls nicht mehrmals am Tag! Das ist natürlich abhängig von Stimmung und Gelegenheit. Ein paar Mal pro Woche kommt es leider immer noch vor, obwohl ich versuche, gänzlich süßigkeitenfreie Tage einzulegen. Einfach deshalb, weil ich merke, dass mir das gut tut und es (abgesehen von schrecklichen Frusttagen) auch ohne geht.

Ich versuche, qualitativ minderwertige Nahrungsmittel zu meiden, ebenso Weißmehlprodukte oder zu viel Zucker. Ich setze mich dabei aber nicht unter Druck.

Wenn man eingeladen ist, hat das auch immer einen gesellschaftlichen Charakter und ich fände es unhöflich, wenn man die Arbeit und die Bemühungen der Gastgeber nicht wertschätzt und dann bei Wasser und einem Salatblatt alles ablehnt, was einem an Essen und Trinken angeboten wird. Was andererseits aber nicht bedeuten muss, dass man hemmungslos alles konsumiert, was herumsteht. Bei Buffets geht das natürlich besser als bei Essenseinladungen im Familienkreis.

Mittlerweile haben sich alle meine Freunde und Bekannten an mein verändertes Essverhalten gewöhnt und ich weiß es sehr zu schätzen, dass ich nicht dazu gedrängt werde, mehr zu essen, als ich möchte.

Im Gegenteil, häufig wird für mich sogar extra frisches Obst eingekauft oder ein Tee gekocht. Das freut mich immer sehr und zeigt, dass nicht nur ich lernfähig bin, sondern auch meine Umgebung. Ist doch großartig, oder?

Vieles in Bezug auf meine Ernährung sehe ich mittlerweile auch nicht mehr ganz so strikt oder so eng. Weder bin ich Vegetarierin noch Veganerin, noch muss es immer „Bio" sein, auch wenn ich die Lebensmittel aus biologischer Landwirtschaft eindeutig und aus Überzeugung bevorzuge. Wenn man sich selbst zu sehr diszipliniert und einschränkt, läuft man meiner Meinung nach Gefahr, den Spaß am Leben zu verlieren. Spaß darf, trotz aller erforderlicher Disziplin und hoch gesetzter Ziele, nicht zu kurz kommen. Das Leben ist ohnehin oft genug zu ernst, da darf die Lebensfreude nicht vollkommen untergehen!

Ich habe erkannt, dass Genuss – und ich stehe zur Tatsache, dass ich ein Genussmensch bin – nicht zwangsläufig etwas mit der konsumierten Menge zu tun hat; dass sich Genuss vielmehr an der Qualität, der Frische und der Herkunft der Lebensmittel bzw. deren Zubereitung orientieren sollte. Wenn ich ein kleines Stückchen Schokolade langsam und mit Genuss (und in Ruhe!) verspeise, ist das dabei empfundene Glücksgefühl mindestens genauso groß, wenn nicht größer, als wenn ich eine ganze Tafel Frustschokolade im Stehen, quasi nebenbei, in mich hineinstopfe und nachher auch noch ein furchtbar schlechtes Gewissen habe.

Jedenfalls verdoppelt sich der Genuss nicht automatisch mit der doppelten Menge – diese Erfahrung habe zumindest ich gemacht.

Es ist für mich persönlich von ganz entscheidender Bedeutung, regelmäßig und ausgewogen zu essen. Lasse ich eine Mahlzeit aus, weil ich beispielsweise unterwegs bin oder einfach den Eindruck habe, keine Zeit zum Kochen bzw. Essen zu haben, dann sind Heißhungerattacken die unausweichliche Konsequenz.

Es geht mir besser, wenn ich sowohl am Vormittag als auch am Nachmittag jeweils eine kleine Jause zu mir nehme. Mittlerweile wird ja recht häufig propagiert, dass zwischen den einzelnen Mahlzeiten mindestens fünf Stunden Pause liegen müssten, damit der Körper gut verdauen kann. Das mag zwar generell stimmen, wenn ich jedoch wochentags um fünf Uhr früh aufstehe und in der Firma erst nach zwölf Uhr Mittagessen gehen kann, dann hilft mir diese wissenschaftliche Erkenntnis rein gar nichts – weil ich eine so lange Zeitspanne ohne Essen ganz einfach nicht durchhalte und mich mit knurrendem Magen nicht auf meine Arbeit konzentrieren kann und feststelle, dass ich dann „unberechenbar" werde.

Ein kleiner Apfel und ein paar Nüsse später sieht die Welt dann schon wieder ganz anders aus – irgendwie entspannter, würde ich sagen!

Ich finde aber, diese Erfahrungen muss jeder ganz für sich alleine machen und man darf sich solche Dinge nicht von außen „überstülpen" lassen. Wenn die vereinten Ernährungsexperten dieser Welt auch anderer Meinung sind als ich, so hilft mir das im konkreten Anlassfall oft recht wenig. Letztendlich muss jeder für sich selbst herausfinden, was der eigene Körper wann braucht, was ihm gut tut und was weniger. Das ist bei jedem Menschen individuell anders und es kann dafür meines Erachtens keine generellen Empfehlungen geben.

Es ist mir klar geworden, dass ich selbst der Maßstab dafür bin, und nicht meine Umwelt. Ich selbst kann ganz autark entscheiden, wie viel und was ich zu mir nehme und ob ich damit meinem Körper (oder doch eher meinem Geist) etwas Gutes tun möchte.

Auch in sportlicher Hinsicht gab es einige in mehrfacher Hinsicht durchaus schmerzliche Lernprozesse. Nachdem die sportlichen Aktivitäten blendend anliefen und mir die Erfolge fast schon in den Schoß fielen, wurde ich etwas zu verwegen. Ich setzte mir im Herbst 2008 in den Kopf, die Halbmarathondistanz, also 21,2 km, läuferisch zu erarbeiten. Dabei meldete sich, für mich völlig unerwartet, mein lädiertes Knie nachhaltig, deutlich und mit heftigen Schmerzen zurück. Ich musste mehrere Wochen Zwangspause einlegen, wurde furchtbar grantig und unausgeglichen und bemerkte zu meinem Erstaunen, dass sportliche Betätigung mittlerweile wirklich untrennbar mit meinem Leben verbunden ist. Ich wurde gereizt und nervös und schielte neidisch allen Walkern und Läufern nach, weil ich aufgrund meiner Knieprobleme pausieren musste. Das Einzige, was möglich war, waren Einheiten auf dem Ergometer, das heißgeliebte, Sie wissen schon … Das Radfahren tat mir und dem Knie gut und ich versöhnte mich beinahe mit dem Gerät, half es mir doch jetzt, durch diese Krise zu kommen.

Nach einiger Zeit versuchte ich es wieder mit dem Laufen und stellte plötzlich fest, dass die rechte (also die dem angeschlagenen Knie „gegenüberliegende“) Hüfte schmerzte. Ich führte das vorerst auf die Trainingspause zurück, musste aber recht schnell erkennen, dass sich diese Probleme manifestierten und nach einigen Tagen konnte ich nicht einmal mehr schmerzfrei meine Nordic Walking-Einheiten absolvieren. Das war dann der Moment, in dem ich wirklich verzweifelte! Diese Schmerzen waren fast noch ärger als die Knieprobleme zuvor. Ich merkte noch tagelang später beim Gehen, Sitzen oder Stehen, dass die Hüfte weh tat. Da half dann auch das Radfahren nichts mehr.

Glücklicherweise empfahl mir meine Nachbarin eine Osteopathin, bei der ich relativ rasch einen Termin bekam. Diese machte mir Mut, indem sie mir erklärte, dass meine Hüftschmerzen typisch für jene Fehlhaltung seien, die man unbewusst einnimmt, um die Schmerzen im Knie zu umgehen. Trotz des ihrer Ansicht nach vorherrschenden Ungleichgewichts im ganzen Körper war sie zuversichtlich, dass ich in absehbarer Zeit wieder laufen können würde. Ich war sehr erleichtert, als ich das hörte! Ich hätte mir nur sehr schwer vorstellen können, darauf zu verzichten – jetzt, da ich wusste, wie toll das dabei empfundene Gefühl ist!

Mittlerweile, einige Sitzungen später, kann ich mich wieder uneingeschränkt bewegen. Nicht zuletzt dank der Nachfrage der Osteopathin, ob ich denn die Teilnahme an den sportlichen Wettkämpfen tatsächlich brauche, ist mir bewusst geworden, dass die (allzu) häufige Teilnahme an sportlichen Wettbewerben und das damit verbundene „über-die-Grenzen-Hinausgehen“ meinem Körper nicht nur gut tut. Erst viele intensive Nachdenkpausen später wurde mir klar, dass ich ein vernünftiges Mittelmaß zwischen Erholung und sportlicher Aktivität finden muss und es dem Körper genauso schaden kann, wenn er zu viel gefordert wird.

Dieser Lernprozess war langwierig und schmerzlich – in jeder Hinsicht. Wohl etwas zu naiv bin ich davon ausgegangen, dass die Erfolge und das „schneller-besser-weiter“ ewig so weitergehen würden. Ich musste lernen, mit mir Geduld zu haben. Das ist etwas, was mir enorm schwer fällt.

Weil ich wochenlang kaum Bewegung machen konnte, kletterte natürlich mein Gewicht sofort nach oben und die Waage zeigte innerhalb kurzer Zeit fünf Kilo mehr an. Diese waren nicht nur wegen der Zwangspause entstanden, oh nein, da hatte durchaus die eine oder andere „Frustschokolade“ ihren Anteil daran! Diese fünf Kilo widersetzten sich all meinen Bemühungen hartnäckig und es kostete mich enorme Arbeit und Disziplin, sie wieder nachhaltig loszuwerden.

Erst als ich nach und nach wieder regelmäßig und schmerzfrei Sport betreiben konnte, ging es einigermaßen voran.

Das war eine deutliche Lektion für das Leben. Ich musste erkennen, dass es nicht immer so dynamisch-erfolgreich weitergehen konnte. Zwischendurch saß ich frustgeschüttelt zu Hause und haderte mit mir und der Welt. Dennoch war auch diese Lektion eine, auf die ich – zumindest nachträglich betrachtet – nicht verzichten möchte. Erst dieses Ereignis hat mir die Augen geöffnet und mich gelehrt, auf mich und meinen Körper zu hören und zu erkennen, dass ein vernünftiges Mittelmaß in allen Belangen das Beste ist. Mittlerweile schaffe ich es auch, hemmungslos am Sofa herumzuliegen und in aller Gemütlichkeit eine Zeitung zu lesen, ohne dabei gleich ein schlechtes Gewissen zu haben und zu meinen, statt dessen eine Sporteinheit absolvieren zu müssen. Früher, als ich noch übergewichtig war, hatte ich diesbezüglich kein schlechtes Gewissen. Genau genommen hatte ich, was Sport betrifft, überhaupt kein Gewissen, weder ein schlechtes, noch ein gutes.

Da ich guten Vorschlägen von außen ja immer sehr skeptisch bis ablehnend gegenüberstehe (vermutlich wurde der Begriff „beratungsresistent“ für mich erfunden), war das wohl die einzige Möglichkeit für mich, zu dieser Erkenntnis zu kommen.

Dennoch gibt es in sportlicher Hinsicht auch ein richtiges Highlight zu berichten: Als ich meinem alten Skigewand deutlich entwachsen war und mir ein neues, kleineres kaufen konnte (bei dieser Gelegenheit: Wo, bitte, bleibt eigentlich der überfällige Orden der Bekleidungsindustrie für die nachhaltige und dauerhafte Förderung dieses Sektors? Ich warte noch immer darauf, dass eine Abordnung erscheint und mich dafür auszeichnet, dass ich die Textilbranche quasi im Alleingang vor dem Niedergang bewahrt habe – bislang allerdings vergeblich!), schenkte ich diese Skibekleidung meiner groß gewachsenen Freundin Regina, die sich sehr freute.

Sie erklärte mir, sich bei Gelegenheit dafür erkenntlich zeigen zu wollen. Als ich diese Sache schon längst wieder vergessen hatte, fragte sie mich eines Tages, was ich denn so am kommenden Sonntag vor hätte. Ich sagte, ohne zu ahnen, was gleich auf mich zukommen würde: „Nichts, wieso?“ – und erfuhr, dass sie, die staatlich geprüfte Skilehrerin, mich zum Skifahren mitnehmen wollte, um sich für die Ausrüstung zu bedanken.

Na, das war aber auch nicht gerade das, was mich so richtig überzeugte! Erinnern Sie sich noch an das Kapitel über meine Erfahrungen mit den Schulskikursen? Na eben! Ich versuchte, die Dankbarkeit in Richtung Thermenbesuch zu lenken, scheiterte aber an ihrer Hartnäckigkeit, was ich sehr bedauerte. Auch die Tatsache, dass ich – natürlich, wozu auch? – keine Skiausrüstung hatte, konnte sie nicht umstimmen.

Also fuhren wir an diesem besagten Tag im Jänner 2009 zum Unterberg – ich in der Erwartung, mit einem Ganzkörpergipskorsett heimzukommen, Regina vermutlich in der bangen Annahme, einen langweiligen Tag mit mir zu erleben. Es kam jedoch ganz anders. Nachdem wir eine Ausrüstung für mich geliehen hatten („Carving-Ski für Anfänger, bitte“), probierten wir am Kinderhügel aus, was denn nach 22 Jahren Abstinenz noch übrig war an Kenntnissen. Nachdem ich immerhin noch einen Stemmbogen zusammenbrachte, bremsen konnte und nicht schon auf den ersten Metern unschuldige Passanten niedermetzelte, beschloss Regina, dass ich „reif“ für die erste Liftfahrt war. Wir fuhren den ersten Hügel hinunter, ich stets brav hinter ihr. Dabei stellte ich fest, dass die neue Skigeneration wie gemacht für mich scheint, weil diese nämlich das tun was ich möchte. Es ging jedenfalls wesentlich besser als erwartet und bereitete mir unglaublich viel Spaß.

Es machte sogar so viel Spaß, dass Regina meinte, ich hätte gnadenlos tiefgestapelt, und überrascht feststellen musste, dass sie diejenige von uns beiden war, die früher eine Pause brauchte.

Ich fand es einen witzigen Zufall, dass unser Ausflug ausgerechnet auf den Unterberg führte, also dorthin, wo ich vor einigen Monaten noch gemeinsam mit meiner Arbeitskollegin Uschi Richtung Mariazell gewandert war und mir nicht im Traum vorstellen hätte können, hier tatsächlich selbst einmal mit Skiern herunterzufahren.

Es gefiel mir dermaßen gut, dass ich mir in meinem leicht fortgeschrittenen Alter tatsächlich eine Skiausrüstung zugelegt habe und neuerdings freiwillig und mit Begeisterung Ski fahren gehe. Ich kann es zwar nicht besonders gut, aber wenn sich Regina noch öfter meiner erbarmt, dann kann ja durchaus noch eine wedelähnliche Bewegung dabei herauskommen.

Die neuentdeckte Liebe zum Sport ist das, was mich selbst immer wieder am meisten fasziniert. Wenn mir jemand im Jahr 2007 prophezeit hätte, dass ich freiwillig und mit Begeisterung Sport betreiben und dabei eine Menge Spaß haben würde, hätte ich ungläubig den Kopf geschüttelt und vermutlich einen hysterischen Lachkrampf bekommen.

Komischerweise hatte ich ja auch vor der Umstellung nicht den Eindruck, dass es mir schlecht ging, den Unterschied zwischen dick und dünn spüre ich aber erst jetzt so richtig. Vieles war früher nicht möglich, was jetzt ohne Probleme geht. Ich bin kaum erkältet oder krank, habe selten Kopfschmerzen und bin nahezu ständig energiegeladen (meine Familie leidet schon wieder fast darunter und schickt mich gelegentlich sporteln, weil sie mich sonst nicht aushält). Treppensteigen, Radfahren und viele Alltagsbewegungen waren früher, wenn überhaupt, nur mit Mühe möglich und haben logischerweise keinen Spaß gemacht. Von sportlicher Betätigung ganz zu schweigen. Das ist jetzt ganz anders.

Mir ist aber ebenso bewusst, dass ich mich mein restliches Leben lang disziplinieren muss und nicht mehr zu meinem alten Lebensstil zurückkehren darf. Das fällt mir jedoch insofern nicht besonders schwer, als ich mich jetzt einfach wesentlich besser fühle und so viel Lebensfreude entwickelt habe, dass ich mein „altes" Leben wirklich keine Sekunde lang vermisse.

Diese Erkenntnisse kamen nicht plötzlich und nicht über Nacht. Sie sind das Ergebnis einer mittlerweile bald drei Jahre andauernden Ernährungs- bzw. Lebensumstellung. Sie sind Erkenntnisse aus dem einen oder anderen schmerzhaften Erlebnis, von intensivem Nachdenken, von Kommentaren Außenstehender, von der Lektüre einschlägiger Literatur und von vielen Erfahrungen, die ich gesammelt habe (einige davon durchaus nicht freiwillig). Wenn ich unsicher war, habe ich mir Hilfe von Fachleuten gesucht oder in Büchern nachgelesen. Ich habe aber letztendlich immer versucht, auf das zu hören, was mir mein „Bauchgefühl" gesagt hat, und habe diese Vorgangsweise selten bereut.

Es ist nach wie vor immer noch alles in Veränderung begriffen. Ich weiß nicht, wo ich in einem Jahr stehen werde, welche Erfahrungen ich bis dahin gemacht und welche neuen Erkenntnisse ich gewonnen haben werde.

Bemerkenswert finde ich, dass sich mein Leben insgesamt so sehr verändert hat. Als ich mit der Gewichtsreduktion begonnen hatte, war ich der Überzeugung, eben einige Kilos verlieren zu wollen und damit basta. Mittlerweile hat sich aber mein gesamtes Leben verändert.

Ich habe durch meine sportlichen Aktivitäten neue, nette Menschen kennengelernt und bin insgesamt offener für Veränderungen und Neues geworden.

Aus der Sicht des Trainers: Modelhafte Aussichten

Alexandra hat auf alle Fälle einen beeindruckenden Weg hinter sich gebracht. Ich habe sie zwar in ihrem „alten“ Leben nicht erlebt, jedoch durfte ich von Anfang an dabei sein, wie sie von einem unsportlichen und bewegungsfaulen zu einem körperlich aktiven und sportbegeisterten Menschen wurde. Dies hinterließ allerdings auch Spuren.

Verändert ein Mensch sein Bewegungsverhalten, verändert er in gewissem Maße auch sich selbst. Das fängt schon bei den unglaublich vielen positiven Hormonen an, die durch körperliche Bewegung ausgeschüttet werden. Diese sorgen zweifellos für gute Laune und man fühlt sich aktiver und selbstbewusster. Alexandra ging aus meiner Sicht einen sehr guten Weg. Einen Weg, der langfristig für ihren Erfolg sorgte und dies auch weiterhin tut.

Auf Alexandras „Abnehmweg“ gab es einige Hürden (z.B. in Form von Pralinen), doch sie nahm jede davon mit Bravour. Nebenbei bemerkt, sind ein paar Pralinen auf dem Weg auch kein echtes Hindernis. Im Gegenteil! Es ist gut und wichtig, Teilerfolge zu feiern und zu zelebrieren. So wird die jeweilige Etappe wertvoller und motiviert zum Weitergehen.

Es ist schwer vorherzusagen, wie lange für jemanden der Weg bis zum Ziel dauert. Ob man sich nun eine Gewichtsreduktion von fünf Kilo in drei Monaten, zehn Kilo in einem Monat oder vierzig in einem Jahr vornimmt.

Jeder muss seine Geschwindigkeit finden, um langfristig erfolgreich zu sein. Manche gehen schneller, manche langsamer. Wichtig ist, dass sie nicht stehen bleiben!

Abnehmen ist gesund, wenn man vorher übergewichtig war. Wie viel abzunehmen ist gesund? Wie schnell abzunehmen ist gesund?

Gleich vorweg, ich persönlich halte nicht allzu viel von

Faustregeln, die vorgeben, wie schnell jemand in einer gewissen Zeit abnehmen kann. Jeder Mensch reagiert unterschiedlich auf die verschiedenen, das Gewicht reduzierenden Maßnahmen. Beim gesunden Abnehmen handelt es sich jedenfalls um einen längerfristigen Prozess.

Alexandra ist auf ihrem Weg nicht oft stehen geblieben und selten hat sie hinter sich geschaut. Innerhalb eines Jahrs hat sie sehr beachtlich abgenommen. Durchschnittlich rund 3,36 Kilogramm Körpergewicht pro Monat. Das klingt doch sehr vernünftig. Ein langsameres Abnehmen stellt vor allem auch eine beständige Gewichtskontrolle sicher und verhindert die bekannten Jo-Jo-Effekte.

Viele stellen sich die Frage, warum sie eigentlich abnehmen sollen, weil es ihnen ja auch so gut gehe!

Natürlich ist es sehr wichtig, wie man sich fühlt. Dennoch stellt Übergewicht generell eine Überlastung für den Organismus dar. Es muss nicht immer sichtbares Übergewicht sein!

Stellen Sie sich einmal eine 162 cm große Bodybuilderin vor. So eine richtig mit Muskeln bepackte Frau, die jedem durchschnittlichen Mann unserer Zeit locker zeigen könnte, was es mit dem „schwachen Geschlecht" auf sich hat. Ihr Gewicht beträgt 78 kg. Natürlich lässt sich auch hier zum Glück über den Geschmack streiten. Dennoch ist ein Muskelanteil von 70% nicht zu verachten. Das sind 54 kg wohlgeformte Muskeln! Ihre Fettmasse wiegt 4 kg. Somit hat die „gnädige Frau" einen Körperfettanteil von minimalen 5%.

Nun stellen Sie sich ein Topmodel vor. Eine von jenen Frauen, die spindeldürr über die Laufstege dieser Welt stolzieren. Sie ist 180 cm groß und wiegt 59 kg.

Ihr Muskelanteil liegt bei 46%, das entspricht einer Muskelmasse von 27 kg. Mit einer Fettmasse von 11,8 kg entspricht ihr Körperfettanteil 20%.

So gesehen hat unser Topmodel einen relativ hohen Körperfettanteil und einen relativ niedrigen Muskelanteil.

Ich würde gerne wissen, wer diesem Model am Abend oder auch tagsüber die Füße wärmt? Fehlt die Muskulatur, dann werden die Extremitäten schlechter durchblutet und sind deswegen oft kalt. Sie wissen, warum. Es fehlen die Brennzellen, die Mitochondrien. Erstens gibt es bei schwach ausgeprägter Muskulatur wenige Brennöfen und zweitens haben diese bei extremen Ernährungssituationen keine Nährstoffe, die sie verbrennen können. Im schlimmsten Fall verbrennen sie den eigenen Muskel. Denn fehlen aufgrund strenger Diätkontrollen die Kohlenhydrate (Zucker), dann baut sich der Körper aus seinem eigenen Körpereiweiß, den Muskeln, den Zucker auf. Nicht gerade optimal. Man nimmt zwar ab, allerdings durch den Verlust der eigenen Muskulatur. So bleibt oder steigt der Körperfettanteil, obwohl man eigentlich abnimmt.

Weniger Muskulatur bedeutet also weniger Körperwärme. Da die inneren Organe oberste Priorität haben, mit Blut versorgt zu werden, legt der Körper weniger Aufmerksamkeit auf Füße und Hände. Die bleiben dann eben kalt.

Übrigens können bei Frauen kalte Füße auch in den schönsten Situationen des Lebens zu Unlustgefühlen führen. Daher ein kleiner Tipp für Männer: Haltet den Frauen ihre Füße warm!

Man kann immer alles in alle Richtungen übertreiben. Die beiden vorigen Beispiele sind extrem und in keiner Weise gesundheitsfördernd. Auf keinen Fall müssen Sie Ihre Muskulatur auch nur annähernd aufpumpen wie Frau „Muskelbepackt“. Genauso wenig sollen Sie ein zaunlattendünnes Model werden. Viel wichtiger ist ein gutes Mittelmaß mit einem guten Muskel- und Körperfettanteil.

In Gesundenuntersuchungen gibt häufig der gemessene Körperfettanteil Aufschluss darüber, ob ein erhöhtes Risiko, früher oder später an Herzkreislauf- oder Stoffwechselstörungen zu erkranken, besteht. Es gibt unterschiedliche Wege im Alltagsgebrauch, um den Fettanteil zu ermitteln. Strom- (Bioimpedanz-) oder Infrarotmethoden sind sehr häufig. Es ist fraglich, wie exakt diese Methoden sind, dennoch geben sie einen guten Überblick über den Körperfettanteil.

Medizinische Praktiken, die sich zum Beispiel radiologischer Methoden bedienen, sind da schon genauer. Auch wird der Caliper-Methode (Messung der Hautfaltendicke an bestimmten Körperstellen) gute Qualität nachgesagt.

Ein guter Körperfettanteil liegt bei Frauen mittleren Alters (30 bis 40 Jahre) bei rund 19% bis 25%. Ein ungünstiger liegt bei rund 30% und darüber. Damit zusammenhängend steigt auch das gesundheitliche Risiko. Mit zunehmendem Alter verschieben sich diese Werte etwas nach oben, da der Fettanteil generell höher wird.

Bei Männern mittleren Alters liegen die Werte aufgrund der höheren Muskelmasse – zumindest meistens – niedriger. Hier werden 12 bis 19% gerne gesehen.

Der Unterschied zwischen trainierten und untrainierten Models oder generell zwischen Sportlern und Nichtsportlern liegt nicht nur am Anteil des Körperfetts an sich, sondern auch am Anteil der Muskelmasse.

Je höher der Muskelanteil, desto mehr kann gespeichertes Körperfett verbrannt oder bei körperlicher Ertüchtigung gleich im Muskel gespeichert werden. Wie Sie ja nun auch schon wissen, kann einzig und allein die Muskulatur Fett verbrennen.

Eine weitere Messmethode, um das Risiko für Herz-Kreislauferkrankungen abschätzen zu können, stellt das Verhältnis zwischen Taillen- und Hüftumfang dar. Diese sogenannte „Waist to Hip Ratio“ erhalten Sie, wenn Sie den Taillenumfang durch den Hüftumfang dividieren. Im Stehen werden dabei der Hüftumfang auf Höhe der größten Breite und der Taillenumfang ungefähr auf Nabelhöhe gemessen.

Ein erhöhtes Gesundheitsrisiko besteht für Frauen bei einem Verhältnis von mehr als 0,85 und bei Männern bei einem Wert von über 1. Man spricht in diesen Fällen von der gesundheitlich ungünstigen „Apfelform“. Bei einem Wert unterhalb dieser Grenzen liegt die günstigere „Birnenform“ vor.

Neben diesen zwei Methoden und dem Body Mass Index, den ich Ihnen bereits vorgestellt habe, gibt es auch noch andere Methoden, körperliche Risikofaktoren oder Übergewicht zu bestimmen. Ich will sie Ihnen allerdings ersparen, da ich Sie nicht langweilen möchte. Denn ich finde, diese Zahlen geben zwar einerseits einen recht guten Überblick über gesundheitliche Risiken. Andererseits geben sie uns, zumindest meistens, ein ungutes Gefühl.

Zwanghafte Gewichtskontrollen setzen uns eher unter Druck, als dass sie uns helfen. Bevor Sie also zu oft auf die Waage klettern, steigen Sie lieber öfters Stufen – diese Bewegung setzt mehr Glückshormone frei.

Wenn Sie Ihre Lieblingshose wieder anziehen können, wird das vermutlich auch mehr positive Stimmung vermitteln als ein guter Prozentsatz auf der Körperfettwaage.

Versuchen Sie, sich mit Zahlen nicht allzu sehr unter Druck zu setzen und orientieren Sie sich lieber an kurzfristigen und praktischen Zielen.

Die vorgestellten Methoden geben Ihnen einen guten Überblick über die Überprüfungsmöglichkeiten gesundheitlicher Risiken. Sie ersetzen allerdings nicht den Gang zu einer Gesundenuntersuchung oder zu einer sportmedizinischen Untersuchung. Gerade Quereinsteigerinnen und

Quereinsteigern in den Sport, so wie auch Alexandra eine war, empfehle ich auf jeden Fall eine ärztliche Kontrolle. Dies war auch ein Grund, warum ich Alexandra ein Fitnessprofil bzw. eine ärztliche Untersuchung durchführen ließ. Dabei wurden ihre Belastbarkeit und die Möglichkeiten einer sportlichen Betätigung abgeklärt. Diese Maßnahmen galten vorwiegend ihrem Herz-Kreislaufsystem.

Trotz aller Vorbereitungen und Aufbauprogramme bekam Alexandra Probleme mit ihrem Körper. Das Knie schmerzte und die Hüfte zwickte. Dies waren Körpersignale, die ihr zeigten, dass sie sich zu viel abverlangte. Sie steckte sich zu schnell zu hohe Ziele. Mal ehrlich: Wer kommt schon auf den Gedanken, einen Halbmarathon zu laufen, nachdem er 40 Kilo abgenommen hatte?

Ja, richtig: Alexandra. Ihr Wille und Glaube waren groß. Doch ihr Körper streikte. Er schien überfordert gewesen zu sein. Vielleicht hätte ich sie als ihr Trainer und Betreuer auch bremsen sollen. Da es im wahrsten Sinne des Worts gut „lief“, waren die Auswirkungen jedoch vorher nur schwer abschätzbar.

Das Richtige und wirklich Wichtige war in diesem Fall, dass Alexandra ihre Körpersignale wahrgenommen hatte.

Eine Trainingspause war angesagt. Eine Pause, die Alexandra keineswegs behagte. Sie meisterte allerdings auch diese Phase bravourös.

Danach fing Alexandra wieder an, ihre Belastbarkeit langsam zu steigern. Dies gelang ihr auch sehr gut und so konnte sie ihr neues Lieblingshobby „Laufen“ bald wieder ausüben. Dieser Vorfall zeigte ihr aber, dass man es auch übertreiben kann.

Sie kennen Alexandra nun auch schon ein bisschen. Und Alexandra wäre nicht Alexandra, wenn sie sich durch solch kleine Rückschläge aufhalten hätte lassen. Sie suchte sich daher nach Absolvierung des Aufbauprogramms sowohl für ihre Ausdauer als auch für ihre Körpermuskulatur gleich eine neue Herausforderung: Das Skifahren. Aufgrund ihrer gestärkten Oberschenkelmuskulatur hielten das Knie und die Hüfte diesen Belastungen wieder stand. Somit eröffnete sie sich wiederum eine neue sportliche Herausforderung und schaffte sich so immer mehr eine solide Basis für ihr Hauptziel, das Gewicht zu halten.

Fahren Sie Ski oder carven Sie schon? Skifahren ist wohl eine der beliebtesten Sportarten im Winter. Leider hört man beinahe jeden Tag von teilweise sogar schweren Unfällen auf den Skipisten.

Dies ist vorwiegend auf das neue Material zurückzuführen. Um taillierte Ski wirklich gut einsetzen zu können, braucht es viel Kraft im Körper, vor allem in den Oberschenkeln. Am Anfang eines Skitags sind die Muskeln noch frisch, doch mit der Zeit leeren sich die Energiespeicher und die Muskeln werden müde. Es kommt dadurch leichter zu Fehlern in der Fahrtechnik und vermehrt zu Stürzen.

Alexandra hatte sich nicht unbedingt einen leichten Sport ausgewählt. Da sie die Technik des Skifahrens bereits in ihrer Jugendzeit erlernt hatte, konnte sie einiges davon mitnehmen. Schwieriger wird es dann schon, wenn man erst im höheren Alter mit dem Skilauf beginnt.

Skifahren stellt eine hervorragende Sportart dar, um an der frischen Luft Energie zu verbrauchen. Wichtig ist aber eine gute Technik, damit vor allem die Kraftfähigkeit länger hält. Alexandra hat sich bestens auf die Belastungen beim Skifahren vorbereitet, um das Risiko von Stürzen zu vermeiden. Denn neben der Kraftfähigkeit der Muskulatur spielt auch deren Koordination eine wichtige Rolle. Unter Koordination verstehen wir das Zusammenwirken verschiedener Muskelgruppen, um unter anderem das Gleichgewicht gut halten und schnell auf eine überraschende Situation reagieren zu können. Weiters wird dadurch den passiven Strukturen der Wirbelsäule (Wirbel und Bandscheiben) auf längere Dauer ein guter Halt gegeben und auch allgemein die Ermüdung der Muskulatur länger hinausgezögert.

Krafttraining bedeutet zugleich auch Koordinationstraining für die Muskulatur. Durch Alexandras längere Vorbereitungszeit konnte sie erstens wieder leichter in den Skisport einsteigen und hatte zweitens richtig Spaß daran.

Ideale Wintersportarten sowohl für Sporteinsteiger als auch für bereits aktive Sportler stellen das Langlaufen und das Schneeschuhwandern dar. Sie verbrauchen viel Energie, bringen den Kreislauf in Schwung und fördern allgemein die Gesundheit.

Wichtig, wie bei allen Sportarten, ist auch hier das Erlernen der richtigen Technik, um den Sport sicher ausführen zu können. Das Techniktraining schult gleichzeitig auch hervorragend die Koordination. Weiters werden die motorischen Fähigkeiten und damit die körperliche Wahrnehmung verbessert und die Freude und Motivation für die Ausübung der Sportart erhöht.

Walking ist eine weitere beliebte Sportart, die ich Sporteinsteigern wärmstens empfehlen kann. Wie das Nordic Walking, das ich Ihnen bereits vorgestellt habe. Gehen von da nach dort ist eine Sache. Walking, mit 60 bis 80 Doppelschritten pro Minute bei kräftigem Beinabdruck und schwungvollem Armeinsatz, eine andere. Ähnlich wie beim Laufen sind rund 70% der Muskeln aktiv im Einsatz. Die Bodenreaktionskräfte sind aber im Gegensatz zum Laufen noch nicht so hoch, deshalb stellt Walking eine ideale Sportart für Einsteiger mit geringer Fitness dar. Die Technik ist leicht zu erlernen und es bedarf keiner allzu ausgefeilten Koordination. Ein Großteil der Muskeln wird beim Walking aktiviert und die Ausdauer bei entsprechender Geschwindigkeit bestens gestärkt.

Radfahren zählt zu den bevorzugtesten Sportarten in Österreich. Es ist der sanfte Weg zur Fitness. Das Rad stellt ein ideales Mittel für mehr Bewegung im Alltag dar. Alexandra ist auf ihrer Hausstrecke zwischen Wohnung und Arbeit bereits bestens bekannt. Beim Radfahren sind rund 50% der Muskeln im Einsatz, wobei die Beinmuskulatur von der Wade bis zum Gesäß die meiste Arbeit verrichtet. Tritt man langsamer in die Pedale, mit ca. 60 Umdrehungen pro Minute, so trainiert man die Kraftfähigkeit dieser Muskeln. Beginnt man schneller und mit weniger Widerstand bei rund 80 bis 90 Umdrehungen zu treten und setzt auf Zeit, so wird vermehrt die Ausdauer trainiert.

Ein Training über 30 bis 60 Minuten, zwei bis drei Mal in der Woche, ist hervorragend geeignet, die Ausdauer zu erhöhen.

Auch das Schwimmen ist eine überaus beliebte Sportart. Allerdings nicht ganz ungefährlich. Denn wenn dabei etwas passiert, ist die Gefahr des Ertrinkens immer gegeben. Übrigens soll Cheerleading eine der gefährlichsten Sportarten sein: Aufgrund von hohen Luftständen bei diversen Figuren passieren immer wieder schlimme Unfälle. Deshalb für Einsteiger nicht unbedingt empfehlenswert. Schwimmen natürlich schon. Achten Sie dabei vor allem auf einen „flüssigen“ Bewegungsablauf. „Herumplantschen“ zählt nicht! Achten Sie beim Brustschwimmen auf eine gute Technik. Versuchen Sie, den Kopf nicht permanent über das Wasser zu strecken. Dies stellt eine unangenehme Belastung für die Halswirbelsäule dar. Aufgrund der verringerten Schwerkraft im Wasser ist der Energieverbrauch beim Schwimmen nicht so hoch wie zum Beispiel beim Nordic Walking.

Als Golfer möchte ich Ihnen natürlich auch diese Sportart ans Herz legen. Das Gehen an frischer Luft in Verbindung mit höchster Konzentration beim Golfschwung stellt eine ideale Bewegungsform dar, um in der Natur seine Gesundheit zu fördern. Aufgrund der langen Spielzeit von teilweise über vier Stunden läuft der Fettstoffwechsel auf Hochtouren. Vor allem für ältere Personen verbessert dieser Sport auch die Ausdauerleistungsfähigkeit. Golf ist nach Stabhochsprung die zweitschwierigste Sportart. Deshalb spielt auch hier die Technik eine große Rolle, damit das Verletzungsrisiko sinkt und die Freude an der Bewegung steigt.

Technische Sportarten fordern neben der Muskelkoordination vor allem das Gehirn. Ein Erlernen neuer motorischer Bewegungsabläufe ist das beste Gehirntraining. Viel besser als das Lösen diverser Sudokurätsel.

Hier wäre an erster Stelle das Tanzen zu nennen. Auch diverse Aerobicstunden, wie sie im Fitnessbereich angeboten werden, zählen dazu. Allerdings kommt es dabei eher zu Verletzungen, weil durch Sprünge und Drehbewegungen die Gelenke relativ stark beansprucht werden. Knieprobleme sind häufig die Folge.

Es gibt noch viele andere Möglichkeiten, sportlich aktiv zu werden. Suchen Sie für sich eine Sportart, die Sie fordert, aber nicht überfordert. Das Wichtigste neben einer guten Technik, die das Verletzungsrisiko senkt, ist der Spaß an der Bewegung an sich. Das steigert die Motivation und Sie werden längerfristig glücklich und aktiv sein.

Über gute Ratschläge, Diäten & Co

„Sage mir, wie du isst,
und ich sage dir, was du bist."
(J.-A. BRILLAT-SAVARIN)

Um ganz ehrlich zu sein, habe ich lang überlegt, dieses Kapitel überhaupt ins Buch aufzunehmen. Nachdem ich selbst geradezu allergisch auf gute Ratschläge von außen reagiere, wusste ich nicht so recht, ob Sie das nicht vielleicht ebenso empfinden könnten wie ich.

Andererseits bin ich in den vergangenen Monaten sehr häufig nach dem „Wie" und „Was" gefragt worden, sodass ich mich doch dafür entschieden habe. Letztendlich ist und bleibt es aber immer die Entscheidung jedes Einzelnen, auf welche Art und wie er seine Gewichtsreduktion vornehmen möchte. Nur weil ich es auf eine Weise gut finde oder mir es damit gelungen ist, heißt ja noch lange nicht, dass es jemand anderem damit ebenfalls glückt. Vielleicht ist aber doch der eine oder andere Tipp dabei, der Ihnen möglicherweise hilft, eigene Fehler zu vermeiden und es von vornherein besser zu machen als ich.

Meine ausgeprägte Skepsis allen Wundermitteln und Zauberpillen gegenüber hat von Anfang an dafür gesorgt, dass ich zu keinem Zeitpunkt jemals versucht war, es mithilfe irgendwelcher Pülverchen und Wässerchen zu versuchen. Ich bin felsenfest davon überzeugt, dass das alles Humbug ist. Hätte jemand ein wirklich wirksames Mittel zur Gewichtsreduktion entdeckt, wäre er ohne Zweifel bereits steinreich und berühmt geworden und dieses Mittel stünde in allen Apotheken weltweit.

Viele Zeitschriften bringen immer wieder Werbeeinschaltungen solcher Wundermittel (meist belegt mit irgendwelchen eindrucksvollen Vorher-Nachher-Fotos, die heutzutage sogar so anerkannte Computerbanausen wie ich bearbeiten können). Ich finde, das ist alles Quatsch. Der einzige Effekt, der mit Sicherheit eintritt, ist der, dass die Geldbörse des Abnehmwilligen rasch schmäler wird, das war's dann aber auch schon.

Mir war von Anfang an klar, dass all diese Mittel für mich zu keinem Zeitpunkt jemals infrage kommen würden. Ich fand einfach, dass es grundsätzlich möglich sein muss, hinaufgefutterte Kilos auch wieder auf herkömmlichem Weg loszuwerden, wenn mir auch von Anfang an bewusst war, dass der Weg retour ungleich schwieriger sein würde.

Ich habe auch zu keinem Zeitpunkt Nahrungsergänzungsmittel in Form von Vitaminpillen oder Ähnliches zu mir genommen, weil ich überzeugt davon bin, dass die Auswahl an Nahrungsmitteln in unseren Breiten völlig ausreichend ist, um sich gesund zu ernähren. Wenn nicht ein nachgewiesener Mangel oder eine gesundheitliche Störung vorliegt, sollte meiner Ansicht nach eine abwechslungsreiche Normalkost völlig reichen, um sich gesund zu ernähren und gesund zu bleiben.

Auch operative Eingriffe wie zum Beispiel Magenbänder sind für mich nie infrage gekommen. Für mich ist es schon eine Herausforderung, wenn ich zur Blutabnahme muss. Für derartige Eingriffe fehlt mir schlicht und ergreifend der Mut!

Oft werde ich gefragt, was ich denn so esse und koche und nach welcher „Diät“ ich denn abgenommen habe. Nun, im Grunde genommen nach gar keiner speziellen

„Diät“. Ich hatte das Glück, während meiner Schulzeit einige Jahre lang Ernährungslehre gehabt zu haben. Das damals erworbene Basiswissen war sicherlich eine große Hilfe für die Durchführung meines Plans. Auch wenn sich seit damals einiges verändert hat, die „Basics“ blieben doch weitgehend unverändert.

Ich habe natürlich einige Bücher zu diesem Thema gelesen und mich auch für einschlägige Zeitungsartikel interessiert. Oft genug habe ich mich schon während der Lektüre geärgert, weil der Inhalt meiner Meinung nach haarsträubend und völlig unbrauchbar war. Immerhin ging es bei mir ja nie darum, „schnell mal“ ein paar überflüssige Kilos loszuwerden, um im Bikini des Vorjahrs wieder eine gute Figur zu machen. Ich musste ja erst einmal versuchen, überhaupt jemals in einen hineinzupassen. Da halfen mir einseitige Crash-Diäten nicht ernsthaft weiter und daher wurden sie sofort wieder verworfen. Der eine oder andere Hinweis war aber immer wieder auch nützlich und neu.

Letztendlich wurde daraus sozusagen „Alexandras Spezialdiät“ (wenn wir an dieser Stelle schon das leidige Wort „Diät“ strapazieren wollen), eine persönliche Mischung aus der guten, altbewährten Hausmannskost, der TCM-Küche und einer Art Mittelmeerkost. Ich habe mir einfach aus allen Ernährungsformen das herausgesucht, was mir am meisten zugesagt bzw. am besten geschmeckt hat. Die Hausmannskost-Rezepte habe ich nach und nach „erleichtert“ und meinen neuen Ernährungsgewohnheiten angepasst. Der TCM-Küche entnahm ich beispielsweise das warme Frühstück und den Zugang, dass gekochte Lebensmittel aus chinesischer Sicht dem Körper zuträglicher und daher leichter verdaulich sind. Außerdem habe ich deren Vorliebe, jahreszeitlich angepasste Gerichte zu kochen, übernommen. Aus der Mittelmeerküche kommen wiederum viele Fischrezepte und die Verwendung frischer Kräuter und Gemüse. Das geschah nach und nach und oftmals unbewusst. Ich habe einfach immer wieder neue Dinge ausprobiert. Manches fand ich wirklich grauenhaft und es blieb beim einmaligen Versuch, anderes wiederum war durchaus wohlschmeckend und wurde so eine interessante Ergänzung zum bestehenden Speiseplan.

Dennoch habe ich überwiegend (von den oben genannten Fehlversuchen einmal abgesehen) nur Dinge gegessen, die mir auch wirklich schmecken. Zu keinem Zeitpunkt konnte ich mich dazu durchringen, Speisen zu essen, die mir nicht zusagen, nur weil sie irgendwer gesund findet. Ich bin der Meinung, dass es der Gesundheit und dem Wohlbefinden nicht zuträglich sein kann, immer wieder Lebensmittel zu essen, die man innerlich – aus welchem Grund auch immer – ablehnt. Das Leben ist ganz einfach zu kurz, um sich mit solchen Dingen herumzuschlagen.

Wie schon an anderer Stelle erwähnt, war und bin ich immer bestrebt, hochwertige Lebensmittel einzukaufen. Ich kaufe keine Lebensmittel, nur weil sie billig sind, auch wenn ich selbstverständlich so wie wir alle auf den Preis achte. Ein Lebensmittel ist, wie der Name schon sagt, ein „Mittel zum Leben“, das einem gut tun und Kraft und Energie für den Tag schenken sollte. Ob es das auch dann im selben Ausmaß kann, wenn es aus industrieller Massenproduktion stammt? Ich habe da so meine Zweifel.

Ich spare mir einen Teil meiner früheren Ausgaben, weil ich heute kaum noch Fertigprodukte verwende, die alles andere als billig sind. Auch die großen Mengen an Süßigkeiten und Knabbereien, die früher bei uns regelmäßig gekauft wurden, schlugen durchaus budgetmäßig zu Buche. Stattdessen kaufen wir jetzt hauptsächlich frische, unverarbeitete Lebensmittel und kochen selbst. Immer wieder nütze ich auch die Gelegenheit, bei Ausflügen oder über Arbeitskollegen und Freunde zu frischem Obst oder Gemüse zu kommen. Häufig ist es so, dass jemand von unseren Bekannten über einen hängvollen Obstbaum verfügt und sogar froh ist, einen Abnehmer zu finden. Ich habe noch dazu das besondere Glück, dass auch meine Mutter einen großen Garten hat und wir uns immer wieder von den reichen Schätzen nehmen dürfen.

Das schmeckt in der Tat ganz anders als das weitgereiste Obst und Gemüse aus Massenproduktion, die Preisersparnis steht für mich in diesem Zusammenhang nicht unbedingt an erster Stelle.

Wenn wir solche Schätze bekommen, dann wird eingekocht, entsaftet, getrocknet und eingefroren, damit wir auch etwas davon in die kargen Wintermonate hinüberretten können. Aus Äpfeln kann man zum Beispiel nicht nur frischen Apfelsaft, Apfelmus oder Kompott machen, sondern auch wohlschmeckende Marmelade und getrocknete Apfelringe für zwischendurch.

Auf diese Weise hat man mehrere Vorteile vereint. Man bekommt frische, heimische Ware zum günstigen Preis (oftmals sogar geschenkt, wenn man sich die Sachen nur selbst pflückt und holt) und durch die eigene Verarbeitung weiß man dann auch gleich, was drinnen ist.

Wir haben einen Obsthof in der Südsteiermark entdeckt, der uns nicht nur regelmäßig mit köstlichen Säften, sondern mit allerlei frischem Obst beliefert. Beides schmeckt im Vergleich zu den herkömmlichen Produkten unendlich viel besser. Als wir der Familie im Urlaub einen Besuch abstatteten, konnten wir den Schaugarten mit vielen alten Obstbaumraritäten und Bienenstöcken besichtigen. Ein Traum! Wenn man so etwas einmal mit eigenen Augen gesehen hat, isst man diese Äpfel und trinkt die vielen köstlichen Säfte beinahe mit einer weihevollen Ehrfurcht.

Meiner Meinung nach lohnt es sich auf jeden Fall, eigene Erfahrungen zu machen und immer wieder neue Dinge auszuprobieren. Vieles von dem, was mittlerweile zur lieben Gewohnheit geworden ist, war für mich Neuland.

Erst seit relativ kurzer Zeit setze ich Sprossen an, esse so scheinbar exotische Dinge wie Dinkel, Hirse, Kamut oder Quinoa. Ich verwende seit noch nicht allzu langer Zeit regelmäßig meine Saftpresse, um daraus (leider nicht immer restlos gelungene) Obst-Gemüse-Säfte zu pressen. Erst seit meiner Ernährungsumstellung verwende ich oft und gerne frischen Ingwer, der nicht nur asiatische Gerichte wunderbar würzt, sondern auch im Winter eine ideale, weil wärmende Teezutat ist. Ich esse neuerdings auch Falaffel (Laibchen aus Kichererbsenmehl) mit Tsatsiki und habe zufällig entdeckt, dass man im levantinischen Raum Tomatensalat mit frischer Pfefferminze würzt – im Hochsommer ein wahrhaft erfrischender Hochgenuss.

Auch die neuentdeckte Liebe zu Hülsenfrüchten aller Art ist mittlerweile fixer Bestandteil meines Essens. In diesem Zusammenhang hat es mich besonders entzückt, dass ich meinem Sohn beweisen konnte, dass man Linsen durchaus auch noch anders als auf die übliche Art mit Speck und Knödeln zubereiten kann. Ich koche meine grünen Puy-Linsen immer mit Bohnenkraut und einem großen Zweig Rosmarin und salze erst zum Schluss – und fertig. Keine Mehlpampe, kein Speck! Auf diese Weise passen sie zum Beispiel hervorragend zu gebratenem Fisch. So zubereitet schmecken sie sogar meinem Sohn!

Ich verwende verschiedene hochwertige kaltgepresste Öle und gelegentlich auch Butter, aber aus Überzeugung niemals Margarine. Meist habe ich Olivenöl, Rapsöl und Leinöl zu Hause. Für das Braten im Wok verwende ich Sesamöl, weil sich das besonders gut erhitzen lässt. Da ich gelesen habe, dass die unterschiedlichen Öle unterschiedliche Wirkstoffe enthalten (abgesehen davon, dass sie natürlich auch unterschiedlich schmecken), versuche ich, immer wieder auch in dieser Richtung abzuwechseln. Leinöl gebe ich immer tropfenweise in meine frisch gepressten Obst-Gemüse-Säfte, um so auch die fettlöslichen Vitamine zu verwerten. Damit die Öle nicht ranzig werden, kaufe ich immer möglichst kleine Flaschen ein. Übrigens, falls Ihnen das doch einmal passieren sollte: Man kann die Öle dann immer noch für Haarpackungen verwenden.

Kinder wissen, im Gegensatz zu uns Erwachsenen, meist ganz genau, was ihnen gut tut und schmeckt – und vor allem, wann sie genug haben. Uns ist dieses Wissen irgendwann abhanden gekommen oder abtrainiert worden, was eigentlich sehr traurig ist. Ich versuche daher zu widerstehen und die altgewohnten Sätze meiner eigenen Kindheit zu vermeiden: „Na komm', die paar Bissen iss' doch bitte zusammen …"

Mittlerweile weiß ich ja nur zu gut, wohin das führt. Ich habe mir auch abgewöhnt, die Reste der anderen aufzuessen, nur weil ich es schade finde, dass noch etwas übrig ist. Wenn man das täglich mehrmals praktiziert, kommt im Lauf des Jahres auch einiges an überflüssigen Kalorien zusammen. Und es ist ja nicht gerade ein kulinarischer Hochgenuss, wenn man sich durch die kalt gewordenen Essensreste der lieben Kleinen isst, oder?

Andererseits finde ich es aber auch wieder praktisch, dass ich mir mit meinem Sohn die Nachspeisen teilen kann. Häufig endet es dann so, dass mir nur die „Obstgarnitur" bleibt, während er das ganze Schokomousse in sich hineinlöffelt, aber dann habe ich eben Pech (oder eigentlich Glück) gehabt. In anderen Fällen gibt es bei uns beiden eine praktische Wechselwirkung. Wenn ich zum Beispiel einen Obstkuchen backe, dann lautet die Aufteilung immer folgendermaßen: Ich – Obst, er – Teig. Auf diese Weise sind wir beide glücklich und zufrieden.

Ein wirklicher Schwachpunkt bei mir ist, dass ich mich immer bemühen muss, ausreichend zu trinken. Nachdem ich jetzt bei Weitem weniger salzig und würzig esse als früher, ist auch der Durst nicht mehr so ausgeprägt und ich ertappe mich leider oft dabei, zu wenig zu trinken. Früher, als ich noch ohne nachzudenken literweise irgendwelche Säfte oder Limonaden in mich hineinschüttete, war das gar kein Problem. Mittlerweile trinke ich hauptsächlich Wasser oder Tee und das ist ein Punkt, an dem ich fortwährend arbeiten muss. Am leichtesten fällt mir das noch, wenn ich mir einen vollen Krug mit Wasser zum Arbeitsplatz oder auf den Tisch stelle, dann sehe ich zumindest hin und stelle fest, dass es (noch) zu wenig ist.

Positiv hingegen ist, dass ich aufgrund der geänderten Ernährung kaum noch nachmittägliche Tiefs habe, die ich in früheren Zeiten zumeist mit koffeinhaltigen Limonaden zu bekämpfen versuchte. Aus schlechtem Gewissen heraus dann immer mit der kalorienreduzierten „Light"-Variante. Nachdem ich jetzt den Großteil des Tages über ziemlich energiegeladen bin, brauche ich solche „Aufputschmittel" glücklicherweise gar nicht mehr. Seit ich vor einiger Zeit gelesen habe, dass künstliche Süßstoffe nicht nur als Mittel zur raschen Tiermast eingesetzt werden (!), sondern darüber hinaus von der Leber nur sehr schwer abgebaut werden können, ist das für mich keine Alternative mehr.

Meinen Zuckerkonsum habe ich mit der Zeit erheblich reduziert. Ich habe festgestellt, dass manches einfach nur schlechte Angewohnheit ist und man häufig mit deutlich weniger Zucker auskommt, als in den Rezepten angegeben ist. Ich habe einfach nach und nach weniger verwendet und es fiel niemandem auf! Mittlerweile ersetze ich den klassischen Haushaltszucker meist durch Honig, Rohrzucker oder Ahornsirup. Das ist natürlich nicht immer möglich und manchmal geht es aus rezepttechnischen Gründen nicht. Aber weshalb nicht einmal einen Löffel Ahornsirup oder Honig ins Müsli geben? Natürlich handelt es sich auch bei diesen Varianten um Zucker, mit dem man eher sparsam umgehen sollte. Ich bin überzeugt, dass diese Alternativen noch einige zusätzliche Vitalstoffe haben, die meinem Körper durchaus auch nützlich sein können. Abgesehen davon finde ich es nett, wenn ich wieder eine neue Geschmacksrichtung einbringen kann, damit das tägliche Essen abwechslungsreicher wird.

Mittlerweile achte ich ganz bewusst und kritisch auf die Inhaltsstoffe der Nahrungsmittel, die ich einkaufe.

Auf der Zutatenliste finden sich die Inhalte in der Reihenfolge ihrer Gewichtung, das heißt, jener Inhaltsstoff, von dem am meisten verwendet wurde, steht auch an erster Stelle. Das ist, vor allem bei Fertiggerichten, sehr häufig Zucker. Damit es nicht so auffällt, werden dann gerne andere Namen wie Glukosesirup, Maltodextrin, Dextrose etc. verwendet. Das Endergebnis ist und bleibt aber das gleiche. Darüber hinaus finden sich vielfach künstliche Süßstoffe. Diese haben bei Diabetes sicherlich ihre Berechtigung, aber für einen gesunden Erwachsenen oder gar ein Kind?

Ich lese diese Inhaltsangaben recht kritisch. Immer wieder stelle ich dann fest, dass auch Müsliriegel und andere Fertigprodukte aus dem Reformhaus oder Bioladen nicht unbedingt gesund sind, was deren oft recht hohen Anteil an Zucker und Fett betrifft. Da sind die Ausgangszutaten zwar hochwertiger, das Endergebnis ist aber immer noch fragwürdig.

Damit will ich niemandem zu nahe treten, aber ich möchte bewusst machen, dass nicht alles, was unter dem Deckmäntelchen „gesund“ verkauft wird, auch tatsächlich gesund ist und man sich auf diese Weise, häufig unbewusst, mehr Zucker, Fett und damit Kalorien zuführt als man eigentlich beabsichtigt.

Das ist beispielsweise auch der Grund dafür, weshalb ich mir meine Müslimischung nun selbst herstelle. In den gekauften Mischungen ist mir einfach zu viel Zucker bzw. finden sich immer Trockenfrüchte oder Weizenflocken, die ich nicht unbedingt darin haben möchte. So mische ich meine Getreideflocken (Hafer, Hirse, Soja) mit gepopptem Amaranth, gebe noch etwas Leinsamen, Sesam, Mandeln und Sonnenblumenkerne dazu. Die Trockenfrüchte mische ich bei Bedarf immer extra hinzu.

Wenn mir das Obst nicht süß genug ist, dann verwende ich einen kleinen Löffel Honig oder Ahornsirup. Im Sommer füge ich frische Früchte hinzu, im Winter entweder Äpfel oder Birnen oder einige, wenige Trockenfrüchte (Sauerkirschen, Marillen, Zwetschken, …).

Auch mein Fruchtjoghurt mache ich aus diesem Grund selbst. So kann ich selbst steuern, welche Früchte und wie viel Zucker (oder Honig etc.) verwendet werden und bekomme nicht unbeabsichtigt eine Ration an künstlichen Süßstoffen. Ich finde, es schmeckt besser und ist auch kostengünstiger als die gekauften Joghurts aus dem Supermarktregal. Mittlerweile finde ich die gekauften Fruchtjoghurts viel zu süß – auch das hätte ich mir früher nicht vorstellen können!

Letztendlich ist die Nahrungsmittelbranche ein industrieller Zweig und es geht in erster Linie darum, kostengünstig möglichst lang haltbare Lebensmittel herzustellen. Da lohnt es sich schon, kritisch zu hinterfragen, ob all das wirklich Sinn macht und dem Körper tatsächlich gut tut.

Wenn man selbst kocht und möglichst unverarbeitete Lebensmittel einkauft, weiß man eben ganz genau, was und wie viel von etwas darin ist. Das klingt natürlich aufwendig – es macht auch mehr Arbeit, als sich zum Beispiel eine Pizza nach Hause liefern zu lassen, weil es voraussetzt, dass man plant, einkauft und dann auch noch die Zeit für die Zubereitung einrechnen muss. Gerade wenn man Kinder zu Hause hat, kann es aber auch Spaß machen, gemeinsam zu kochen und zu sehen, wie aus einigen wenigen Zutaten ein schmackhaftes Gericht entsteht. Auf diese Weise lernen Kinder auch die Grundbegriffe des Kochens kennen.

Ich hatte das Glück, in der Schule ausgiebig Kochunterricht zu bekommen (etwas, das ich damals durchaus nicht zu schätzen wusste) und sehe Kochen zumeist als sinnliches und entspannendes Vergnügen.

Wie schon an anderer Stelle erwähnt, wird bei uns immer wieder vorgekocht bzw. vorhandene Lebensmittel weiter bearbeitet, sodass ich nie das Gefühl habe, ständig und stundenlang in der Küche stehen zu müssen. Wenn man schon dabei ist, dann verursacht es nur einen unerheblichen Mehraufwand, gleich eine größere Menge vom selben Gericht zuzubereiten und einzufrieren – das Putzen der Küche fällt auf diese Weise immerhin einmal weg.

Ich achte auch bewusst darauf, fettreduzierte Lebensmittel zu verwenden. Was Joghurts für Müslis, Hüttenkäse, mageren Putenschinken und Ähnliches mehr betrifft, geht das auch recht gut. Womit ich so meine Schwierigkeiten habe, sind die fettreduzierten Schnittkäsesorten. Unter uns gesagt, finde ich, dass sie alle nach Gummi schmecken, und wenn man sie zum Überbacken ins Backrohr gibt, dann verändern sie nicht einmal die Form und die Konsistenz. Ich habe mich daher entschlossen, Käse mit normalem Fettgehalt zu essen und davon eben weniger. Da ich Käse ohnehin nicht in rauen Mengen zu mir nehme, ist das für mich kein großes Problem. Wenn jemand viel und häufig Käse isst, dann sollten da möglicherweise andere Überlegungen anstehen.

Letztendlich geht es darum, sich bzw. den eigenen inneren Schweinehund zu überlisten. Alles, woran man jahrelang gewöhnt war, schlagartig wegzulassen und ersatzlos zu streichen, ist vermutlich wenig hilfreich. Nach und nach die eigenen Angewohnheiten zu überdenken und in eine bewusstere, gesündere Richtung zu lenken, bringt meiner Erfahrung nach auf lange Sicht wesentlich mehr.

Ich glaube, dieses „nach und nach" ist das Geheimnis dahinter. Wenn ich schlagartig die Portionsgrößen von einst auf das Ausmaß, das heute für mich ganz normal ist, reduziert hätte, wäre ich vermutlich verhungert (oder hätte zumindest ohne Zweifel das Gefühl gehabt, kurz vor dem Hungertod zu stehen).

Mittlerweile lebe ich sehr gut mit den geänderten Bedingungen und habe auch nicht permanent das Gefühl, etwas zu verpassen. Ich weiß ja, dass ich mir etwas gönnen kann, wenn ich das tatsächlich möchte und ich finde es tröstlich, dass man auch nach jahrelang praktiziertem Fehlverhalten doch noch immer lernfähig genug ist, seine Gewohnheiten auch wieder zu ändern.

Generell wünsche ich mir mehr öffentliches Bewusstsein zu diesem Thema. Den übergewichtigen Menschen hilft es nicht im Geringsten, wenn nur mit dem Finger auf sie gezeigt wird und sie verspottet oder belächelt werden. Wenn man den Statistiken Glauben schenken darf, dann ist Adipositas, krankhafte Fettleibigkeit, in allen hochzivilisierten Industrienationen, also auch in Österreich, auf dem Vormarsch. Es ist daher längst kein Bagatellproblem mehr, sondern ein durchaus beträchtlicher Kostenfaktor für die Volkswirtschaft, wenn man an daraus resultierende Folgekrankheiten, Krankenstände (Arbeitsausfälle), erforderliche Behandlungen und Aufenthalte in Krankenhäusern oder Ähnliches mehr denkt.

Aus diesem Grund ist es für mich nicht ganz nachvollziehbar, dass es noch viel zu wenige Einrichtungen gibt, an die sich Betroffene kostenfrei und unbürokratisch wenden können. Ich denke da an eine Art „medizinisches Kompetenzzentrum", bei dem sich Betroffene (aber auch Angehörige) Informationen und Beratung ohne zusätzlichen Kostenaufwand holen können. Ein Team aus Internisten, Sportwissenschaftern, Physiotherapeuten, Psychologen oder Psychotherapeuten und Ernährungswissenschaftern könnte enorm viel dazu beitragen, dass diesen Menschen nachhaltig und wirksam geholfen werden kann. Man könnte beispielsweise in Modulform Kochkurse anbieten, bei denen (wieder) erlernt werden kann, gesund, abwechslungsreich und dennoch schmackhaft zu kochen.

Derzeit gibt es – zumindest meiner Information nach – abgesehen von einigen Selbsthilfegruppen, privaten Initiativen und einigen wenigen engagierten Spezialabteilungen in großen städtischen Krankenhäusern noch viel zu wenige Einrichtungen dieser Art. Diese müssten aber flächendeckend (also auch in ländlichen Regionen) errichtet und für die Betroffenen leicht erreichbar und kostenlos sein, damit eine Breitenwirkung erzielt werden kann. Auch wenn solche Einrichtungen vordergründig viel Geld im Aufbau und der Erhaltung kosten, würde es sich innerhalb kurzer Zeit bezahlt machen, davon bin ich überzeugt.

Tipps und Tricks aus Alexandras Versuchsküche – das Nachmachen erfolgt auf eigenes Risiko und eigene Gefahr …

Ich wurde immer wieder angesprochen, doch einige Rezepte aus meinem „Fundus“ beizusteuern. Die Rezepte sind, sofern nicht anders angegeben, für eine Person berechnet und eher für einen schlanken Esser ausgelegt – bei Bedarf einfach ein wenig mehr davon machen. Da ich keine Ernährungsexpertin bin, werden Sie an dieser Stelle auch die sonst üblichen Angaben wie Kalorien, Kohlenhydrate, Eiweiß und Fett vermissen. Ich hoffe, Sie sehen mir das nach. Es gibt ja eine Menge einschlägiger Literatur auf diesem Sektor, allesamt von Profis erstellt, die ganz genau wissen, wovon sie schreiben. Dort finden Sie dann auch die an dieser Stelle vermissten Angaben.

Sesamsalz

Sie benötigen dazu unbehandelten, ungeschälten Sesam (am besten aus Bio-Anbau) und Meersalz. Ich bereite davon immer mehr zu, weil sich das Salz, in hübsche Schraubgläser abgefüllt, hervorragend als Mitbringsel eignet. Grundsätzlich sollte das Sesamsalz aber gut verschlossen und nicht allzu lange und im Kühlschrank aufbewahrt werden.

Den Sesam trocken in einer unbeschichteten Edelstahlpfanne anrösten, dabei immer wieder umrühren, damit nichts anbrennt. Sobald der Sesam zu duften und die Körner zu springen beginnen, den Herd abschalten und den Sesam auskühlen lassen (Achtung! Wird wirklich sehr heiß!). Sobald der Sesam ausgekühlt ist, ca. ¼ bis 1/3 der Menge an Meersalz hinzufügen und gut vermischen. Das Ganze dann in eine Küchenmaschine (Cutter) geben und zerkleinern. Es sollen auch ganze Körner erhalten bleiben, es soll also keine „mehlartige“ Konsistenz bekommen. Das Sesamsalz eignet sich hervorragend zum Bestreuen von Broten, Salaten und Eierspeisen.

Topfencreme mit Früchten

½ Packung Magertopfen, eine Handvoll Beerenfrüchte, 1–2 Esslöffel gemischte Samen oder Körner (z.B. Sonnenblumenkerne, Leinsamen, Sesam, ...), 1 Teelöffel Honig, eventuell ein Spritzer Mineralwasser.

Den Topfen mit dem Honig und den Samen verrühren, eventuell mit einem Spritzer Mineralwasser oder auch 1 bis 2 Esslöffel Magerjoghurt verdünnen und danach die Beerenfrüchte vorsichtig unterheben. Sehr gut als Sommerfrühstück oder auch als leichter Imbiss zwischendurch geeignet.

Energiereiche Eierspeise

2 Eier, ca. 40 g Putenschinken, etwas Paprika, eine kleine Tomate, Kresse, Kräuter (eventuell tiefgekühlte Kräutermischung), etwas Milch, ein Schuss Mineralwasser, Salz, Pfeffer, Öl zum Braten.

Die Zutaten möglichst klein schneiden und mit den verquirlten Eiern vermischen, mit Milch und einem Schuss Mineralwasser verrühren und in einer Pfanne stocken lassen, dabei mehrmals umrühren. Zum Schluss mit frischer Kresse (und eventuell Sesamsalz) bestreuen.

Hält lange satt und ist daher bestens als Grundlage für einen langen (Ski-)Tag geeignet.

Ameisengugelhupf (ein Rezept meiner Oma)

Menge für mehrere Genießer, also nicht nur für 1 Person …

4 Eier (getrennt), 250 g Rohrzucker (hell), 250 g glattes Mehl, 250 g Butter, 1 Packung Backpulver, 1 Packung Vanillezucker, ¼ l Eierlikör, 6 EL Schokostreusel, etwas frisch geriebene, unbehandelte Zitronenschale.

Butter, Zucker und Dotter sehr schaumig rühren, nach und nach Eierlikör und Zitronenschale sowie Vanillezucker dazu geben. Schnee schlagen. Abwechselnd Mehl-Backpulver-Gemisch, Streusel und Schnee unterziehen. Masse in zwei kleine oder alternativ eine normal große vorbereitete, befettete und bemehlte Backform(en) (Gugelhupf) geben und ca. 45 Minuten bei etwa 170 Grad Heißluft backen. Die erste Viertelstunde nach Möglichkeit das Backrohr nicht öffnen.

Jetzt fragen Sie sich bestimmt, was so eine ausgesprochene Kalorienbombe hier zu suchen hat? Nun, Kalorien sparen kann man fast überall! Ich trickse, indem ich statt einer normal großen Gugelhupfform zwei kleinere Backformen nehme. Einen Kuchen friere ich ein und habe so immer etwas für einen überraschenden Besuch vorrätig. Den anderen essen wir natürlich gleich. Auf diese Weise werden die Stücke kleiner und man nimmt weniger Kalorien zu sich, auch wenn das Ausgangsrezept zugegebenermaßen alles andere als ein „Diätrezept“ ist. Es funktioniert übrigens auch, wenn man etwas weniger Zucker als angegeben verwendet … Diesen Kuchen mag ich deshalb so besonders gerne, weil er lange saftig und frisch bleibt und natürlich auch, weil das Rezept von meiner geliebten Oma stammt.

Tiramisu (ein Rezept meiner Schwägerin Johanna)

Auch dieses Rezept ist nicht unbedingt nur für einen schlanken Esser gedacht …

4–5 ganze, sehr frische Eier, 120 g Rohrzucker hell, 500 g Mascarpone, 250 g Topfen, 1 Schachtel Vollkornbiskotten, starker, kalter Kaffee (ca. ein Suppenteller voll), Rum, echtes Kakaopulver.

Eier und Kristallzucker schaumig rühren, nach und nach den Topfen und den Mascarpone einarbeiten und in der Küchenmaschine zu einer luftigen Creme verarbeiten. Biskotten kurz in die Rum-Kaffee-Mischung tauchen und abwechselnd in eine Form schichten, also eine Schicht Biskotten, eine Schicht Creme usw. Oben mit einer Schicht Creme enden und im Kühlschrank zugedeckt am besten über Nacht durchziehen lassen, vor dem Servieren mit Kakaopulver bestreuen.

Hier ist der Trick, dass man anstelle einer reinen Mascarponecreme Topfen dazugibt. Mir schmeckt Tiramisu nach diesem Rezept sogar besser und es ist auf diese Weise deutlich weniger üppig als sonst üblich. Ich verwende auch etwas weniger Zucker als ursprünglich im Rezept vorgesehen war.

Schoko-Nuss-Aufstrich (eine himmlische Kalorienbombe)

70 g Rohrohrzucker (das ist der ganz dunkle), 60 g Haselnüsse, 100 g Schokolade (den Großteil, also rund 70 g, Bitterschokolade mit mindestens 60–80% Kakaogehalt, der Rest Vollmilchschokolade), 60 g weiche Butter, 100 ml Milch.

Die Haselnüsse trocken bei ca. 170–180 Grad im Backrohr rösten, bis sie gut zu duften beginnen, danach die Haut abrubbeln (Vorsicht! Verbrennungsgefahr!) und abkühlen lassen. Zuerst die abgekühlten Nüsse, den Zucker und dann die in Stücke gebrochene Schokolade im Cutter so fein es geht zerkleinern (es funktioniert besser, wenn die Schokolade vorher im Kühlschrank war), anschließend alle Zutaten in einen Topf geben und am Herd vorsichtig schmelzen lassen. Es soll gerade so warm werden, dass die Creme eine weiche Konsistenz bekommt, damit man sie gut in ein Schraubglas umfüllen kann. Dieser Schokoaufstrich ist natürlich nur beschränkt haltbar und muss im Kühlschrank aufbewahrt werden. Er sollte aber rechtzeitig vor der Verwendung herausgenommen werden, weil er dann intensiver schmeckt und sich besser (dünner!) verstreichen lässt. Bei uns ist jedenfalls noch nie einer verdorben und wenn sie diesen Aufstrich einmal mit einem herkömmlichen Produkt aus dem Supermarkt vergleichen, werden auch Sie überzeugt sein. Immerhin sind hier nur beste Zutaten drinnen …

Damit Sie jetzt nicht den Eindruck bekommen, ich würde die ganze Zeit über nur solche Dinge essen, folgen jetzt auch noch einige gesündere Rezepte.

Kürbissuppe mit Ingwer

(ebenfalls für mehrere Esser)

1 großer Kürbis oder zwei kleinere (ich nehme am liebsten Butternuss), etwas frisches Suppengemüse, 1 bis 2 Zehen Knoblauch, 1 Zwiebel, etwas frischer Ingwer, Salz, Pfeffer, Kürbiskerne und Kernöl, etwas Sauerrahm oder Schlagobers, Pflanzenöl.

Den Kürbis schälen (es sei denn, Sie nehmen Hokkaido, den man mit Schale verwenden kann) und in grobe Stücke schneiden, das Suppengemüse putzen und waschen, die Zwiebel hacken, den Ingwer schälen und fein hacken, ebenso den Knoblauch.

Zwiebel und Knoblauch im Öl leicht anbraten, dann die Karotten, gelben Rüben, Sellerie vom Suppengrün dazu, durchrösten, anschließend die Kürbisstücke dazugeben. Wieder gut durchrösten und mit nicht zu viel Wasser (oder eventuell vorhandener Rind- bzw. Hühnersuppe) aufgießen. Den feingehackten Ingwer dazugeben und weich dünsten. Mit Salz und Pfeffer würzen, gegebenenfalls etwas Rosmarin hineinstreuen. Nach Wunsch mit etwas Obers oder Rahm verfeinern und mit dem Stabmixer durchmixen. Wenn die Suppe zu wenig cremig ist, kann man sie mit der Zugabe von etwas Kichererbsenmehl oder Dinkelmehl gut binden. Mit Kürbiskernen und Kernöl servieren. Diese Suppe eignet sich auch sehr gut zum Einfrieren.

Fisch mit Kräuterkruste und Ofengemüse

1 Fischfilet nach Wahl (z.B. Heilbutt, Lachs, Scholle, ...), fertiges Basilikumpesto, Semmelbrösel, Gemüse nach Wahl (Tomaten, Paprika, Zucchini, Auberginen, ...), Salz, Pfeffer, Kräuter, etwas Öl zum Bepinseln für die Form.

Das Gemüse putzen und in handliche Stücke bzw. nicht zu dicke Scheiben schneiden, in eine mit Öl ausgepinselte Auflaufform oder auf ein Backblech geben, salzen, pfeffern, eventuell mit Rosmarin oder anderen Kräutern bestreuen und bei ca. 160–170 Grad Heißluft ins Backrohr geben und schmoren lassen. Währenddessen das Fischfilet mit einer ca. halben Zentimeter dicken Schicht aus Basilikumpesto vermischt mit Semmelbröseln bestreichen und nach ca. 10–15 Minuten zum Gemüse dazugeben. Je nach Dicke des Fischfilets rund 10–15 Minuten im Backrohr garen, anschließend sofort servieren. Geht schnell und einfach und schmeckt wirklich fein. Wenn ausreichend Zeit ist, noch einen Salat dazu servieren.

Faschierte Laibchen auf Alexandras Art (Frikadellen)

(Die Menge ist so berechnet, dass ein großer Teil davon eingefroren und bei Bedarf rasch im Backrohr wieder aufgewärmt werden kann.)

Circa 1,5 kg faschiertes Bio-Rindfleisch, 3 Eier, Hirseflocken, fein gekörntes Sojagranulat, Petersilie, Salz, Pfeffer, Majoran, einige zerdrückte Knoblauchzehen, eine sehr fein gehackte Zwiebel, Rosmarin, eventuell fein geraspelte Karotten.

Aus diesen Zutaten eine homogene Masse formen und gut durcharbeiten. Hirseflocken und Sojagranulat nehme ich immer nach Bedarf und lasse die Masse dann einige Zeit durchziehen. Sollte die Masse zu weich zum Braten sein, dann noch etwas Sojagranulat oder Hirseflocken hinzufügen, sonst eventuell ein weiteres Ei hineingeben.

Nicht zu große, eher flache Laibchen formen (die sind schneller gar und tauen auch besser auf) und ausbraten. Dazu schmeckt Tomatensalat mit Balsamico und selbstgemachtes Kartoffelpüree.

Auf diese Weise sind die üblichen eingeweichten Semmeln nicht erforderlich und das Sojagranulat ergänzt das tierische Eiweiß des Fleischs hervorragend. Keine Bange, es schmeckt wirklich gut und es hat sich auch noch nie jemand bei mir beschwert. (Allerdings weiß nicht immer jeder im Detail, was tatsächlich drinnen ist. Ich habe nämlich festgestellt, dass zu viel Wissen „Kopfschmerzen“ verursachen kann, und bin seither nicht mehr ganz so auskunftsfreudig.)

Hühnerleber auf mediterrane Art mit Salbei

Hühnerleber (in diesem Fall bin ich wirklich konsequent und verwende aus Überzeugung ausschließlich Bio-Leber), 1 mittelgroße Zwiebel, 1–2 Knoblauchzehen, 4–5 frische Salbeiblätter, Olivenöl, etwas Butter, Balsamico-Essig, ein Schuss Rotwein, Salz, Pfeffer, eventuell etwas Rosmarin.

Zwiebel und Knoblauch fein hacken, die Hühnerleber von Sehnen und Häutchen befreien und in kleine Stücke schneiden.

In einer Pfanne etwas Olivenöl und ein kleines Stückchen Butter gleichzeitig erhitzen, Zwiebel und Knoblauch glasig werden lassen, die kleingehackten Salbeiblätter dazugeben und kurz mitbraten, dann die Hühnerleber dazugeben und gut durchrösten. Mit einem (kleinen!) Schuss Wein ablöschen, mit Balsamico-Essig, Salz, Pfeffer und gegebenenfalls etwas Rosmarin würzen und gut durchziehen lassen.

Sie können die Hühnerleber entweder zu Basmatireis essen oder aber als Ragout über Bandnudeln servieren. Die genaue Menge der Leber richtet sich nach der Anzahl der Esser.

Hühnersuppe

1 Bio-Huhn, Innereien/Hühnerklein (sofern verfügbar), Suppengrün, Lorbeerblatt, Pfefferkörner, Knoblauch, 1 Schalotte oder eine kleine Zwiebel, etwas unbehandelte Zitronenschale, 1 Nelke ganz, getrocknete oder frische Shitake-Pilze, 1 kleine Tomate, Selleriegrün, Petersiliengrün, Chen Pi (getrocknete Mandarinenschalen aus der TCM-Küche), Muskatblüte ganz, Salz, 1 Zweig Rosmarin (frisch oder getrocknet, je nach Verfügbarkeit), 1 Stück frischer Ingwer.

Das Huhn und die Innereien gut waschen und putzen, die Brust von der Haut befreien und zur Seite geben, den Rest in handliche Stücke teilen und mit ausreichend Wasser zum Kochen bringen. Das Suppengemüse putzen, in Stücke schneiden und mitkochen. Die Gewürze, die Tomate, die Kräuter etc. in eine Gewürzkugel oder einen Papierteefilter geben und erst später dazugeben. Je länger die Suppe kocht, desto kräftiger und intensiver wird sie. Ich koche sie mindestens zwei Stunden. Das Gemüse und das Fleisch abseihen und die Hühnerbrust und frisches, in kleine Stücke oder Würfel geschnittenes Suppengemüse (Karotten, gelbe Rüben, Sellerie) kurz aufkochen und durchziehen lassen. Wenn Sie einen Garten oder Balkon haben, die Suppe (zumindest in der kühlen Jahreszeit) zum Abkühlen rausstellen, dann lässt sich die Suppe gut entfetten. Ich koche immer gleich eine große Menge davon auf Vorrat und friere sie portionsweise ein. Sie eignet sich auch wunderbar als Basis für Risotti oder Ragouts. Gut dazu passen beispielsweise Grießnockerl aus Kamutgrieß oder Kräuterfritatten (Kräuter-Pfannkuchenstreifen). Bei beiden ersetze ich nur einen Teil des herkömmlichen Mehls oder Grieß durch Vollkorngrieß oder Vollkornmehl. So bleibt die richtige Konsistenz gewährleistet und ich habe dennoch ein gesundes Extra hineingemogelt. Die Suppe ist im Winter ein richtiger Seelen- und Körperwärmer und hilft bei aufkommenden Verkühlungen ebenso, wie sie nach einem langen Skitag richtig aufwärmt.

Durch die etwas unorthodoxe Auswahl der Rezepte möchte ich vermitteln, dass es durchaus möglich ist, mit etwas Fantasie und Konsequenz schlank zu werden und zu bleiben, aber dennoch gut zu essen und nicht auf alles verzichten zu müssen, was Spaß macht.

Aus diesem Grund finden Sie hier auch ganz bewusst

und mit voller Absicht nicht nur „schlanke" Diätrezepte. Die Regale in den Buchhandlungen sind voll mit Ratgebern dieser Kategorie, allesamt erstellt von Experten, die davon ohne jeden Zweifel mehr Ahnung haben als ich. Mir ging es vor allem darum, aufzuzeigen, dass man auch bei klassischen Rezepten, die man schon lange im Repertoire hat, ein wenig tricksen und sie ein wenig schlanker ausführen kann, ohne dass der Genuss dabei völlig auf der Strecke bleibt.

Ich wünsche Ihnen viel Spaß beim Nachkochen – vielleicht ist ja die eine oder andere Anregung dabei?

Aus der Sicht des Trainers: Der Weg ist das Ziel

Wenn Sie mich fragen, dann ist Alexandras Ernährungsumstellung sehr gut gelungen. Einen großen Teil ihres Ziels hat sie allein durch diese Umstellung und ein bisschen mehr Bewegung geschafft. Die Neuerungen in ihrer Ernährung mögen nicht für jeden perfekt sein. Jedoch hat sie durch sukzessive Veränderungen ihrem Körper die Energie gegeben, um langfristig abnehmen zu können.

Glauben Sie an Wundermittel? An eine Pille, die schlank machen kann? Ein Pflaster, das Fett aus uns heraussaugen kann? Glauben Sie mir, wenn es so etwas gäbe, dann wüssten wir alle davon und der Hersteller wäre bekannter als der amerikanische Präsident.

Reden wir noch einmal über Diäten? Nein, Sie wissen ja bereits, dass Diäten, die in kurzer Zeit eine große Gewichtsreduktion versprechen, langfristig nicht funktionieren können. Deshalb hat auch Alexandra hier eine richtige Entscheidung getroffen und Diätprogramme weitgehend aus dem Spiel gelassen.

Ihr erster Schritt war wohl der schwierigste, nämlich die Entscheidung, mit langjährigen Gewohnheiten zu brechen. Sie entschied sich als erstes, ein tägliches Frühstück einzunehmen. Das fällt anscheinend vielen Menschen schwer. Ehrlich gesagt auch mir, vor allem wenn ich sehr früh aufstehen muss. Ich nehme mir dann aber etwas Essbares mit und versuche so, auf jeden Fall noch am Vormittag Energie zu tanken.

An dieser Stelle möchte ich Ihnen gleich Folgendes ans Herz legen: Trinken Sie bereits in der Früh ausreichend Wasser. Beim Schlafen verlieren wir relativ viel davon. Dadurch kommt es unter anderem zu einem leichten Eindicken des Bluts, was durch eine Wasseraufnahme nach dem Aufstehen kompensiert werden kann.

Ich empfehle einen halben Liter zu trinken. Den ersten Viertelliter mischen Sie mit etwas Essig oder Zitrone. Schmeckt zwar nicht besonders, ist aber gut für das saure Milieu des Magens. Das Wasser wird gut aufgenommen und spült den Darm gut durch.

Anschließend trinken Sie den zweiten Viertelliter „pur“. Denn die Säure der Zitrone oder des Essigs ist zwar gut für den Magen, nicht jedoch für die Zähne.

Wenn Sie Sport treiben, ist das soeben Gesagte von noch größerer Bedeutung. Das dickflüssigere Blut wäre für Herz und Kreislauf eine enorme Mehrbelastung. Selbstverständlich müssen Sie den ganzen Tag über für eine ausreichende Flüssigkeitszufuhr sorgen.

Training auf nüchternen Magen (Nüchterntraining) mobilisiert zwar hervorragend den Fettstoffwechsel, ist allerdings als Morgensport eine Gewohnheitssache. Ich bin es, ehrlich gesagt, nicht sonderlich gewohnt.

Das Frühstück ist ein wichtiger Bestandteil einer gesunden Ernährung. Es ist die Basis für den ganzen Tag. Wir brauchen Energie, um unseren Stoffwechsel in Schwung zu bringen.

Im Prinzip ist die Sache mit der Ernährung ja ganz einfach: Wir müssen dem Körper regelmäßig Eiweiß, Fett und Kohlenhydrate in ausreichender Menge zuführen. Neben diesen organischen Hauptnährstoffen, die als Baustoffe (Eiweiß und Fett) und Energie liefernde Betriebsstoffe (Kohlenhydrate und Fett) gebraucht werden, sind vor allem Wasser, Mineralsalze, Vitamine und Ballaststoffe unentbehrliche Nahrungsbestandteile.

War das Hauptproblem in früheren Zeiten und heute noch in vielen Teilen der Welt die Beschaffung von Nahrung „in ausreichender Menge“, so liegt es bei uns heutzutage darin, dass wir erstens im Verhältnis zum Energieverbrauch (Bewegungsmangel!) zu viel essen und zweitens zu viel Fett zu uns nehmen! Fett enthält doppelt so viel Brennwert (Kalorien) wie Eiweiß oder Kohlenhydrate. Deshalb eignet es sich ja auch hervorragend als Energiespeicher, der immer dann als Körperfett oder Depotfett unter der Haut an den „berühmten Stellen“ abgelagert wird, wenn die Energiebilanz positiv ist: Wenn wir mehr Nahrungsenergie aufnehmen als wir bei körperlicher Aktivität verbrauchen. Umgekehrt können wir nur dann „abspecken“, wenn die Energiebilanz negativ wird: Wenn wir mehr Energie verbrauchen, als durch Nahrung zugeführt wird, können die Reserven mobilisiert und abgebaut werden. So einfach ist das!

Nun, ganz so einfach auch wieder nicht. Wir müssen nämlich Fett aus mehreren Gründen aufnehmen: Erstens ist es ein wichtiger Geschmacksträger und viele Speisen wären fettfrei längst nicht so verführerisch. Zweitens können wichtige Vitamine (z.B. A, D, E, K) nur in Fett gelöst vom Körper aufgenommen werden. Drittens sind einige der Bestandteile – ein Molekül Fett besteht aus Glycerin und drei Fettsäuren – essenziell. Das bedeutet, dass der Körper sie aufnehmen muss, weil er sie nicht selber herstellen kann.

Aus diesen Gründen kommt es vor allem auf einen bewussten Umgang mit dem Fettkonsum an: Verwenden Sie wenig tierisches Fett (Speck, Wurst, Schmalz, Butter), es enthält vorwiegend ungünstige gesättigte Fettsäuren. Eine Ausnahme bilden die Meeresfische (z.B. Lachs), die wertvolle Omega-3-Fettsäuren beinhalten. Bevorzugen Sie pflanzliche Fette in Form von Oliven-, Raps- oder Leinöl (einfach ungesättigte Fettsäuren) und Sonnenblumen- oder Kürbiskernöl (mit mehrfach ungesättigten Fettsäuren). Achtung: Beim Erhitzen entwickeln sich aus diesen wertvollen Fettsäuren ungesunde Transfettsäuren. Verwenden Sie zum Braten lieber ein zum Braten geeignetes, nicht kalt gepresstes Pflanzenöl guter Qualität oder Butterschmalz – das ist reines Butterfett, das durch Abschöpfen von Wasser und Molke beim langsamen Erhitzen (Auslassen) der Butter gewonnen wird.

Achten Sie jedenfalls auch auf die sogenannten versteckten Fette in Milchprodukten, Schokolade, Chips, Pommes, aber auch in Nüssen und diversen Müsliriegeln. Man glaubt gar nicht, wie viel diese zur Energiebilanz beitragen!

Auf jeden Fall sollten nur 30% der Tagesenergiemenge in Form von Fetten aufgenommen werden.

Mindestens 55% sollten aus Kohlenhydraten stammen. Diese sorgen dafür, dass unsere Energiespeicher in der Leber und in der Muskulatur in Form von Glykogen immer wieder nachgefüllt werden. Die wichtigste Kohlenhydratquelle sollten die Vielfachzucker (Polysaccharide) in Form pflanzlicher Stärke, die in Getreide, Kartoffeln, Reis, Mais, Bohnen, Linsen und dergleichen vorkommt, sein. Sie werden zuerst im Dünndarm zu Traubenzucker (Glucose) abgebaut und werden daher langsamer ins Blut aufgenommen als Disaccharide (Rohr- und Rübenzucker) und Monosaccharide (Traubenzucker, Fruchtzucker).

Der glykämische Index eines Lebensmittels gibt an, wie schnell der Körper die aufgenommenen Kohlenhydrate in einfache Zucker spaltet und dann ins Blut aufnimmt. Je höher der glykämische Index, desto schneller und höher steigt der Blutzuckerspiegel. Um diesen wieder zu senken, wird von der Bauchspeicheldrüse Insulin ausgeschüttet. Je schneller und höher der Blutzuckerspiegel ansteigt, desto schneller und mehr Insulin kommt ins Blut. Die Folge ist wiederum ein schnelles Absinken des Blutzuckerspiegels. Wenn dann unser wichtigstes Organ, das Gehirn, keinen Zucker bekommt, wird es zickig – und schreit förmlich nach neuem Zucker. Dies führt zu den bekannten Heißhungerattacken.

Verwenden Sie daher Lebensmittel mit hohem glykämischen Index eher sparsam, wie zum Beispiel gezuckerte Fruchtsäfte, Weißbrot, Croissants, Pizza, Fertigprodukte, Pommes frites, Bratkartoffeln, Gratins, Chips, Traubenzucker, Limonaden und andere.

Durch eine Aufnahme von Lebensmitteln mit einem niedrigen glykämischen Index schnellt der Blutzucker nicht so hoch und der Insulinspiegel bleibt relativ konstant. Dazu zählen Vollkornbrot, frisches Gemüse und Obst, Milchprodukte ohne Zucker, Basmatireis u. a.

Der Körper verarbeitet diese Kohlenhydrate langsamer. Somit wird das Gehirn langsam aber ständig mit Energie versorgt. Heißhungerattacken und Müdigkeit bleiben aus.

15 % der Tagesenergiemenge sollten durch Eiweiße abgedeckt sein. Eiweiße oder Proteine sind die wichtigsten Baustoffe unserer Zellen und somit des ganzen Körpers. Ihre Bausteine sind 20 verschiedene Aminosäuren, von denen acht essenziell sind. (Sie wissen schon, der Körper kann sie nicht selbst herstellen.) Die täglich empfohlene Eiweißaufnahme beträgt (je nach Lebensalter und -umständen) 0,8 bis 1,5 Gramm pro Kilogramm Körpergewicht. Diese Menge wird durch eine ausgewogene Ernährung ohne Weiteres erreicht und es bedarf unter normalen Bedingungen keiner zusätzlichen Substitution. Es kommt vielmehr auf die Qualität der aufgenommenen Proteine an: Tierisches Eiweiß (Fleisch, Fisch, Ei, Topfen und Käse) ist im Allgemeinen biologisch hochwertiger als pflanzliches, da es normalerweise mehr essenzielle Aminosäuren enthält. Allerdings können die pflanzlichen Proteine von Kartoffeln, Sojabohnen und Vollkornprodukten als Ergänzung die biologische Wertigkeit der Nahrung sogar erhöhen. Eine ausgewogene Mischkost sollte also mög-

lichst viel Gemüse enthalten, das zusammen mit frischem Obst und Salat auch für die Zufuhr von Vitaminen, Mineralstoffen und Spurenelementen sowie die sogenannten sekundären Pflanzeninhaltsstoffe sorgt.

Der momentane Trend, vor allem bei Sportlern, möglichst eiweißreiche Kost zu essen, ist tendenziell gut, allerdings ist auch hier Vorsicht geboten. Ein Zuviel an Eiweiß kann nicht verwertet werden und belastet Darm, Leber und Nieren. Deshalb ist es auch in diesem Zusammenhang wichtig, viel Flüssigkeit zu sich zu nehmen.

Überhaupt ist eine ausreichende Flüssigkeitsaufnahme für unseren Organismus von größter Bedeutung. Aber nicht zuckerhaltige Softdrinks, sondern am besten reines Leitungswasser unterstützt einen aktiven Stoffwechsel und schützt unseren Körper auch vor Übersäuerung.

Für die tägliche Menge gibt es eine Faustregel: Pro 25 Kilogramm Körpergewicht nehmen Sie etwa einen Liter Flüssigkeit zu sich.

Ballaststoffe sind unverdauliche Kohlenhydrate, die unter anderem für die Anregung der Darmperistaltik (das rhythmische Arbeiten der Darmwandmuskulatur) eine wichtige Rolle spielen. Sie werden hauptsächlich durch die Zellulose der Pflanzenzellwände in Obst, Salat, Vollkornbrot und Gemüse bereitgestellt.

Neben den bekannten Vitaminen und Mineralstoffen sind es vor allem die sogenannten bioaktiven Substanzen, denen in letzter Zeit besondere Bedeutung beigemessen wird. Zu ihnen zählt man neben den schon erwähnten Ballaststoffen vor allem die sekundären Pflanzeninhaltsstoffe und Substanzen in fermentierten Lebensmitteln (zum Beispiel Milchsäure).

Von den rund 60 000 bis 100 000 vermuteten sekundären Pflanzeninhaltsstoffen wurde bislang erst ein Bruchteil erforscht. Als Beispiele seien gelbe, rote und blaue

Blütenfarbstoffe, Carotinoide und Flavonoide genannt, ätherische Öle und Pflanzenhormone. Sie kommen nur in geringen Mengen vor, zeigen aber eine Fülle unterschiedlichster Wirkungen. Sie fördern die Verdauung, wirken entzündungshemmend, stärken das Immunsystem, verbessern die Blutgerinnungseigenschaften und beeinflussen den Blutdruck sowie den Blutzucker- und den Cholesterinspiegel und manchen spricht man sogar Tumor vorbeugende Eigenschaften zu.

Alexandra setzte auch einen wichtigen Schritt bei der Art und Weise des Einkaufens. Sie achtete bereits im Lebensmittelgeschäft darauf, „biologisch wertvolle" Lebensmittel mitzunehmen. Außerdem wurde sie dank des Gartens ihrer Mutter zum Teil zur Selbstversorgerin und übte sich im Pressen und Mischen verschiedener Gemüse- und Obstsäfte. Frisches Gemüse stand ebenso am Programm wie Hülsenfrüchte und Vollkornprodukte. Durch den regelmäßigen Verzehr dieser Lebensmittel nahm sie die so wichtigen bioaktiven Substanzen auf und unterstützte damit ihren Stoffwechsel.

Es ist sehr wichtig, dass die Nahrung dem Körper bzw. dem Stoffwechsel hilft und diesen nicht bremst. In zahlreichen Fertigprodukten sind allerdings viele Zusatzstoffe enthalten, mit denen der Körper nichts anzufangen weiß. Diese, zum Beispiel Haltbarkeitsmittel und andere Beimengungen, die mit sogenannten E-Nummern versehen sind, stören dann unsere Stoffwechselprozesse. Es handelt sich hierbei um Farbstoffe, künstlich hergestellte Aromen bzw. Geschmacksverstärker (Glutamat), Süßstoffe (z.B. Aspartam) und viele andere Substanzen. Vermeiden Sie diese, so gut Sie können. Diese Zusatzstoffe belasten den Stoffwechsel und sind wahrscheinlich auch für viele allergische Reaktionen des Körpers verantwortlich.

Alexandra hat bewusst Fertigprodukte vermieden und

so nebenbei auch den sozialen Aspekt des Zubereitens frischer Speisen für sich wieder entdeckt. Das Kochen als sinnliches und entspannendes Vergnügen!

Sie hat von ihrem Sohn gelernt, dass man spürt, was einem gut tut und was nicht, und vor allem, wann man genug hat! Und wieder hat sie mit einer Gewohnheit gebrochen, nämlich alles aufzuessen, was die anderen übrig lassen.

Diäten haben oft die Vorgabe, auf bestimmte Sachen zu verzichten. Aus Alexandras Geschichte ist sehr gut zu erkennen, dass dies nicht unbedingt notwendig ist. Es ist nicht entscheidend, worauf Sie in mehreren Wochen verzichten sollen. Entscheidend ist die Energiebilanz über eine längere Zeitdauer hinweg. Der Körper reagiert nicht im Stundenrhythmus auf einzelne Maßnahmen, die wir ihm setzen.

Wenn Sie an einem oder zwei Tagen einen ernährungstechnischen Ausreißer haben sollten, dann spielt das keine Rolle, wenn Sie an den restlichen Tagen auf Ihre Energiebilanz wieder Rücksicht nehmen. Verzichten Sie, so wie es auch Alexandra gemacht hat, auf nichts! Es gibt keine Verbote! Denn, wie schon Paracelsus sagt: „Dosis fecit venenum“ – es kommt immer auf das „Wieviel“ an!

Als ich damals im November 2007 in Alexandras Wohnung kam, konnte ich noch nicht ahnen, was mich erwartete. Heute fühle ich mich jedenfalls sehr geehrt, ein Teil ihrer Geschichte zu sein und ich freue mich dazu beigetragen zu haben, dass sie mit unserer gemeinsamen Arbeit ihr außergewöhnliches Ziel erreicht hat.

Ich sehe mich in der Zusammenarbeit mit Alexandra und meinen anderen Schützlingen über eine gewisse Zeitdauer als Begleiter, um für das Erreichen ihrer Ziele möglichst individuelle Wege zu finden.

Jeder Mensch ist immer für sich selbst verantwortlich.

Niemand anderer kann ihn in eine bestimmte Richtung zwingen. Es liegt an einem selbst, Dinge zu ändern oder Gewohnheiten zu durchbrechen. Die eigene Motivation bestimmt man zum größten Teil selbst. Anstöße von außen können durchaus hilfreich sein, sind aber niemals allein entscheidend. Ein Coach oder auch Trainingspartner kann zur Motivation beitragen. Oder Phasen von Demotivation überbrücken. Letztlich bestimmt jeder seinen eigenen Weg.

Als Alexandra am Anfang ihres Weges stand, hatte sie ein Ziel vor Augen. Sie suchte sich alle verfügbaren Möglichkeiten zusammen, dieses zu erreichen.

Besonders bewundernswert war ihre Offenheit gegenüber Möglichkeiten, die sie vorher nicht kannte. Sie scheute sich nicht, bei ihren Ernährungsgewohnheiten Neues zuzulassen.

Auf ihrem Weg zum Ziel erreichte sie immer wieder Türen, die für sie verschlossen waren. Sie ließ aber zu, dass ihre Familie und Freunde es ihr ermöglichten, diese Türen aufzusperren. Eines Tages erreichte sie eine Tür, auf der „Sport" geschrieben stand. Ich versuchte ihr diese Tür mit den richtigen Schlüsseln zu öffnen. Ich bin sehr froh, dass mir das für sie gelang. Durchgelaufen ist sie allerdings selbst. Darauf kann sie mächtig stolz sein.

Aufgrund ihrer Neugier öffneten sich für Alexandra immer wieder neue Möglichkeiten und Herausforderungen. Rückschläge konnten sie nicht von ihrem Weg abbringen und deshalb erreichte sie so rasch ihr Ziel.

„Stillstand ist der Tod", singt Herbert Grönemeyer. Ruhig stehen bleiben kennt Alexandra nicht mehr. Sie ist weiterhin unterwegs, ihrer Gesundheit Gutes zu tun und sucht sich immer wieder aufs Neue ihre Herausforderungen.

Unsere gemeinsame Zeit verging wie im Flug. Alexandra änderte ihre Lebensgewohnheiten und war stets neugierig, verschiedene Trainingsmittel auszuprobieren. Ich kann mich noch an unsere erste Einheit mit dem Thera-Band® erinnern. Sie sah mich damals sehr fragend an, denn sie kannte dieses Trainingsmittel noch nicht. Dennoch zeigte sie keine Scheu und trainierte damit fest entschlossen, um ihrem Ziel näher zu kommen.

Die Offenheit für Neues und ihre Zielstrebigkeit waren der Grundstein für ihre körperlichen Veränderungen und die Veränderung ihres ganzen Lebensstils. Dies zeichnet für mich den Weg Alexandras am meisten aus.

Haben Sie, liebe Leserinnen und Leser, Lust auf Bewegung, Sport und Training bekommen? Möchten Sie erste oder weitere Schritte in eine aktive Zukunft machen? Vielleicht konnte ich Ihnen nützliche Informationen und im besten Fall neue Impulse mitgeben. Das würde mich sehr freuen!

Ich möchte Ihnen zum Abschluss noch drei Botschaften mit auf den Weg geben.

Investieren Sie mit jedem Schritt aktiv in Ihre Gesundheitsvorsorge. Wenn Sie zwei Schritte machen, dann haben Sie schon doppelt so viel Energie verbraucht! Nutzen Sie, so oft es geht, Bewegungsmöglichkeiten in Ihrem Alltag. Denn wir sind von Natur aus auf Bewegung ausgerichtet. Jeder Schritt zählt!

Achten Sie auf Ihre „Glücksbringer von innen". Eine aktive und starke Muskulatur verbraucht viel Energie, regt Ihren Stoffwechsel an und verbrennt Körperfett 24 Stunden am Tag. Sie beugt Haltungsschwächen und körperlichen Beschwerden vor, strafft den Körper, stärkt die Knochen, Gelenke, Sehnen und Bänder und steigert Ihr allgemeines Wohlbefinden.

Einen perfekten Einstieg in ein individuelles und professionelles Training Ihrer Muskulatur (= innere Glücksbringer) gibt es in Form einer innovativen Trainingsmethode, die Sie auf meiner Autorenseite finden können.

Stärken Sie auch Ihr Herz-Kreislaufsystem und erwerben Sie sich eine größere Lebensqualität durch Sport und Training. Suchen Sie sich hierfür eine oder mehrere Sportarten, die Ihnen Spaß machen. Dann werden Sie sie auch regelmäßig ausüben und länger daran Freude haben.

Wenn Sie unsicher sind, wie und womit Sie beginnen sollen, holen Sie sich bitte professionelle Unterstützung. Wichtig ist es, langsam zu starten. Weniger ist oft mehr. Überstürzen Sie nichts und geben Sie Ihrem Körper genügend Zeit, sich auf ungewohnte Anforderungen einzustellen. Vor allem als Sporteinsteiger, oder wenn Sie längere Zeit pausiert haben, rate ich Ihnen zu einer sportärztlichen Gesundenuntersuchung. Dann können Sie mit ruhigem Gewissen losstarten.

Sie müssen bei der Durchführung Ihrer Vorsätze aber auch nicht allein bleiben. Das Angebot an organisierten Trainingsveranstaltungen ist riesig. In der Gruppe trainiert es sich viel leichter und es motiviert vor allem zu einer unbedingt notwendigen Regelmäßigkeit. Ob untrainiert oder trainiert, alt oder jung, dick oder dünn: Es gibt für jede Altersklasse und jede „Geschicklichkeitsstufe" vielerlei Möglichkeiten, gemeinsam mit Gleichgesinnten Sport zu treiben und persönliche Ziele zu verfolgen. Die entsprechenden Angebote in Ihrer Region finden Sie bestimmt im Internet und anderen Medien.

Ich wünsche Ihnen viel Freude an Bewegung und Sport. Mögen Ihre Wünsche in Erfüllung gehen und Ihre Ziele näher rücken. Vor allem wünsche ich Ihnen viel Gesundheit und Energie!

„Nur wer sich bewegt, steht mitten im Leben"

... und täglich grüßt der Schweinehund

Von Versuchungen, Herausforderungen und neuem Lebensgefühl

„Erfolg heißt, einmal öfters aufzustehen als hinzufallen.“
(Winston Churchill)

Nun kennen Sie also „the story behind“ – die ganze Geschichte rund um meine Abnehmbemühungen und meine Ernährungsumstellung.

Seit ich begonnen habe, sind nun beinahe drei Jahre vergangen. Diese Zeit war reich an Erfahrungen. Ich habe viel über mich, aber auch über meine Mitmenschen gelernt – durchaus nicht alles geschah freiwillig.

Was anfangs als simple Gewichtsreduktion angelegt war, wurde unbeabsichtigt zu einer Umstellung meines gesamten Lebens. Ich bin tatsächlich nach und nach ein anderer Mensch geworden, obwohl ich mir das nie erwartet hätte. Meine Interessen haben sich erweitert, ich habe zahlreiche neue Freundschaften geknüpft und bin viel offener für Neues, als das früher der Fall war. Letztendlich war es wohl die Summe aus vielen kleinen und auch größeren Veränderungen, die ein neues Ganzes ergeben haben.

Die wohl größte Veränderung war dabei mein neuer, erstmaliger Zugang zu sportlichen Aktivitäten. Ich war früher restlos unsportlich und wirklich überzeugt davon, dass es sich bei sportlicher Betätigung um reine Zeitverschwendung handelt. Es gehört für mich nach wie vor zu den größten Überraschungen meines Lebens, dass ich so etwas wie ein sportliches Bewusstsein und Freude an der Bewegung entwickelt habe.

Wer hätte gedacht, dass der „muskelbepackte Jüngling“, den ich im Herbst kennengelernt habe und der erfreulicherweise doch keine siebenhundert Liegestütze zum Frühstück macht, ein lieber und guter Freund für mich werden würde? Und wer hätte gedacht, dass dieser Jüngling und ich dann auch noch gemeinsam ein Buch schreiben würden. Unglaublich, oder?

Das Laufen nimmt unter allen Sportarten, die ich betreibe, einen besonderen Stellenwert in meinem Leben ein. Ich laufe oft und gerne (wenn auch leider nicht besonders schnell) und unterstütze „laufenderweise“ auch Initiativen, die zum Ziel haben, kranke Menschen zu unterstützen oder Krankheiten besser erforschen zu können. Nähere Hinweise dazu finden Sie am Ende dieses Buchs.

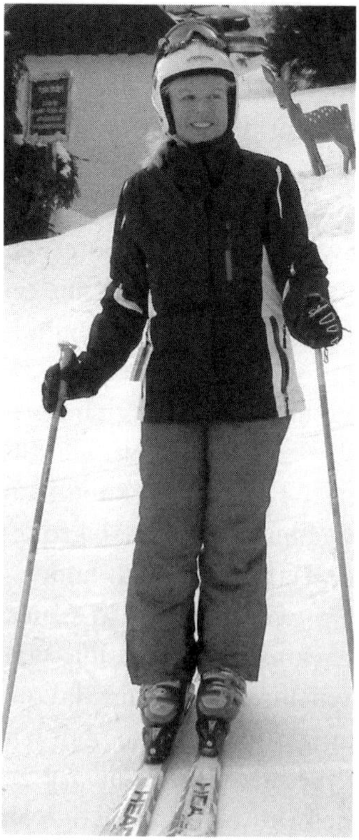

Ich hätte mir nie vorstellen können, dass Laufen für mich so wichtig werden könnte, dass ich mir sogar in meine Urlaubsorte meine Laufsachen mitnehme. Es ist ein unkomplizierter, kostengünstiger Sport und man kann ihn fast überall ohne große Probleme ausüben. So bin ich beispielsweise rund um Hamburgs Außenalster gelaufen und habe dabei gleich Sightseeing betrieben.

Mittlerweile gehe ich lieber eine Runde laufen und powere mich aus, wenn ich gestresst oder gefrustet bin, anstatt mir eine Tafel Frustschokolade hineinzustopfen. Auf diese Weise bekomme ich in kurzer Zeit den Kopf frei und oft erkenne ich dann, dass das, was mich vorher so aufgeregt oder beschäftigt hat, gar nicht der Mühe wert ist, so viel Beachtung zu finden.

Bewegung ist untrennbarer Bestandteil meines Lebens geworden und es tut mir enorm gut, mich zu bewegen. Im Zuge der Arbeiten zu diesem Buch mussten meine sportlichen Aktivitäten eine Zeit lang ruhen, damit das Manuskript rechtzeitig fertiggestellt werden konnte. Erst als ich wochenlang aus Zeitgründen keinen Sport betreiben konnte, merkte ich, wie sehr ich richtiggehend darunter (auch körperlich) litt und tatsächlich unglücklich wurde.

Vor allem die Bewegung an frischer Luft ist unverzichtbar für mich und mein Wohlbefinden. Ich kann an dieser Stelle nur jedem empfehlen, es einfach zu versuchen. Sie müssen sich ja nicht gleich für einen Triathlon anmelden …

Trotzdem ich sehr gerne in Bewegung bin, ist Sport nicht automatisch immer „easy-going“. Oft genug kostet es mich auch heute noch Überwindung, meine Einheiten zu absolvieren, vor allem dann, wenn das Wetter nicht so besonders schön ist oder meine nicht allzu geliebten Kraft- und Hantelübungen am Programm stehen. Ich bin ja auch nicht jeden Tag gleich gut in Schwung. So habe ich erkannt, dass es sinnvoll ist, das Programm dem aktuellen Befinden anzupassen und gegebenenfalls auch einmal kürzer zu trainieren oder das Training vorzeitig zu beenden. Wenn ich meinen – mittlerweile auf ein Schoßhündchen geschrumpften – inneren Schweinehund besiegt habe, ist das aber nach wie vor ein gutes Gefühl.

Ein weiterer Meilenstein war ohne Zweifel die Tatsache, dass ich wieder frühstücke. Das war eine ziemliche

Umstellung für mich, die mir anfangs auch einige Umstellungsschwierigkeiten bereitete. Mittlerweile kann ich mir gar nicht mehr vorstellen, ohne Frühstück das Haus zu verlassen, und mir ist schleierhaft, wie ich das all die Jahre davor überhaupt geschafft habe.

Im Zuge meiner Ernährungsumstellung bin ich zu einer mündigen, durchaus recht kritischen Konsumentin geworden, die viel hinterfragt und nicht kritiklos alles kauft, was angeboten wird. Auch wenn auf diese Weise das Einkaufen nicht unbedingt einfacher geworden ist, bin ich doch überzeugt davon, dass das der richtige Weg ist. Ich bemühe mich, immer wieder auch Produkte aus Fairtrade-Produktion zu kaufen, weil ich damit Menschen in anderen Regionen der Erde unterstützen möchte, ein menschenwürdiges und selbstbestimmtes Leben führen zu können. Es ist vielleicht nur ein kleiner Beitrag, aber bewusstes Einkaufen kann, wenn es viele Menschen machen, durchaus positive Veränderungen bringen. Wir Konsumenten haben mehr Macht, etwas neu und besser zu gestalten, als uns manchmal bewusst ist.

Ich erkannte auch, dass Verzicht oder bewusste Einschränkung manchmal durchaus eine lohnende Erfahrung und eine Bereicherung für das Leben sein können.

Mein Selbstvertrauen entwickelte sich nur langsam. Anfangs kaufte ich mir neue Kleidung, die nahezu gleich aussah wie die zuvor, nur eben einige Nummern kleiner. Erst nach und nach entwickelte ich so etwas wie einen eigenen Stil, lernte herauszufinden, was zu mir passt und was weniger, und ich bekam allmählich ein Gefühl für Farben und Formen. Auch dieser Prozess ging nicht von heute auf morgen vor sich, sondern ich entdeckte es Schritt für Schritt.

Obwohl es zu keiner Zeit auf einer meiner zahlreichen „Motivationslisten“ zu finden war, lernte ich auch, mit der Zeit meine eigenen Wünsche und Bedürfnisse zu erkennen. Die Zeit des Abnehmens war gleichzeitig erstmals jene in meinem Leben, in der ich mich intensiv mit mir selbst auseinandersetzte und entdeckte, was ich wirklich will und was nicht.

Ich wurde zu einem kritischen, selbstständigen und vor allem selbstbewussten Menschen, der erkannt hat, dass es auch wichtig und notwendig ist, sich hin und wieder selbst etwas Gutes zu tun, um zufrieden, gesund und ausgeglichen zu bleiben.

Ich lernte, Nein zu sagen und meine Bedürfnisse gelegentlich auch gegen die Widerstände anderer zu befriedigen. Damit machte ich mir nicht immer nur Freunde. Vor allem aber lernte ich im Lauf dieser Monate, mich und meinen Körper zu mögen, meine Vorlieben, Interessen und Bedürfnisse wahrzunehmen. Ich habe früher ganz einfach „funktioniert" und oft genug, ohne zu hinterfragen, Situationen oder Verhaltensweisen anderer akzeptiert.

Meine Gesundheit war mir kein besonderes Anliegen. Hauptsache, mein Körper hat einigermaßen störungsfrei getan, was von ihm verlangt wurde. Für mich war es lange Zeit einfach selbstverständlich, dass ich keine Schmerzen hatte und ich meinem Beruf und meinen sonstigen Verpflichtungen nachkommen konnte. Erst die Schmerzen in meinem Knie haben mir klargemacht, dass ich dankbar sein muss, dass mein Körper nicht bloß funktioniert, sondern dass ich ganz alleine auch die Verpflichtung und die Verantwortung dafür habe, dass mein Körper möglichst lange gesund und damit leistungsfähig bleibt.

In diesem Zusammenhang hat mich besonders gefreut, dass die Ergebnisse meiner vor kurzer Zeit durchgeführten Gesundenuntersuchung nahezu sensationell waren. Das zeigt einfach, dass der eingeschlagene Weg richtig und gut ist – allen Unkenrufen zum Trotz.

Die Auseinandersetzung mit meinem Körpergewicht, neuen Ernährungsformen und vor allem mit mir selbst hat mich auch erkennen lassen, dass das Thema „Essen“ nicht das gesamte Denken beherrschen darf. Meiner Meinung nach ist es genauso ungesund, den ganzen Tag über ans Essen zu denken, wie den ganzen Tag lang tatsächlich zu essen.

Ich musste lernen, eine vernünftige Balance zwischen konsequenter Planung und Umsetzung einerseits und einer gewissen Leichtigkeit diesem Thema gegenüber andererseits zu entwickeln. Obwohl ich natürlich daran interessiert bin, mein Gewicht einigermaßen zu halten und nicht mehr zunehmen möchte, stelle ich mich nicht mehr ständig auf die Waage und meine Gedanken kreisen nicht mehr ausschließlich um dieses Thema. Auch das ist meiner Ansicht nach entscheidend dafür, dass man auf lange Sicht mit sich und seinem Körper im Einklang ist.

Vielleicht haben Sie sich dieses Buch ja deswegen gekauft, weil Sie insgeheim auch schon lange vorhaben, Ihr Gewicht zu reduzieren, aber bisher noch keinen wirklich vernünftigen Zugang dazu gefunden haben.

Nun, dann hoffe ich, dass Sie dieses Buch dazu anspornt und inspiriert, es einfach zu versuchen. Nur Mut! Aus eigener Erfahrung weiß ich, wie lohnend es sein kann, sich von überflüssigem Ballast und schlechten Angewohnheiten zu befreien! Es ist im wahrsten Sinn des Wortes ein leichteres Leben, das ich jetzt führe.

Wenn Sie tatsächlich vorhaben, Ihr Leben neu auszurichten, empfehle ich Ihnen, sich dabei Unterstützung zu holen. Wenn Sie der Meinung sind, es im Alleingang schaffen zu können – schön. Wenn nicht, suchen Sie sich bitte Hilfe und Unterstützung bei Profis. Ob dies nun ein Ernährungsberater, Arzt oder ein Sportwissenschafter ist, Sie finden garantiert jemanden, der Sie seriös und kompetent berät. Wichtig ist, dass die Chemie stimmt! Meist merkt man ja schon nach kurzer Zeit, ob sich der Fachmann oder die Fachfrau ausreichend Zeit für ein Gespräch nimmt, konkrete Fragen stellt und sich für den Menschen dahinter wirklich ernsthaft interessiert. Sollte das nicht der Fall sein, dann haben Sie bitte den Mut, es an anderer Stelle nochmals zu versuchen.

Wenn Sie ungern alleine unterwegs sind, schließen Sie sich doch Gruppen Gleichgesinnter an. Es gibt mittlerweile viele Initiativen, vom Alpenverein, der kostengünstige, geführte Nordic Walking- oder Wandertouren anbietet, über kostenlose Lauf-/Walkingtreffs im Zuge des Österreichischen dm Frauenlaufs® bis hin zu Kursen der örtlichen Volkshochschulen, bei denen Sportarten wie Nordic Walking von Anfang an richtig erlernt werden können.

Sollte tatsächlich keine Gruppe in Ihrer Nähe sein, der Sie sich anschließen können, dann initiieren Sie doch selbst eine Gruppe in Ihrer Nachbarschaft! Sie werden erstaunt sein, wie viele Interessenten es dafür gibt, die sich Ihnen gerne anschließen werden und insgeheim schon längst auf eine derartige Gelegenheit gewartet haben.

Obwohl der Abnehmprozess überraschend schnell erfolgt ist, hat es doch einige Zeit benötigt, bis mein Geist und meine Seele hinterherkamen. Mittlerweile bin ich aber angekommen und stehe mit beiden Beinen in einem erfüllten, zufriedenen Leben und kann mir eine Rückkehr in mein altes Leben überhaupt nicht mehr vorstellen.

Ich wünsche Ihnen von ganzem Herzen, dass es Ihnen gelingt, Ihren eigenen, persönlichen Weg zu finden und dass Sie dabei viel Erfolg haben werden. Dazu wünsche ich Ihnen Kraft, Mut und Durchhaltevermögen – und ein Umfeld, das Sie stets positiv motiviert und anspornt.

Anhang

Danksagungen

Kennen Sie Astrid Lindgrens Romanfigur „Lotta aus der Krachmacherstraße"? Nein? Lotta ist jenes kleine Mädchen, das alles kann – „im Geheimen". An Lotta musste ich so manche durchwachte Nachtstunde denken. „Im Geheimen" schreibt sich so ein Buch nämlich ganz einfach und ist schnell fertig. Keine Durchhänger, keine Korrekturen ... Nun, die Realität sieht leider doch ein wenig anders aus und man ist auf die Hilfe, Unterstützung und das Verständnis vieler angewiesen, bis so ein Projekt tatsächlich realisiert werden kann.

Mein Dank gilt insbesondere folgenden Personen:

Allen voran natürlich meiner Familie, insbesondere meinem kleinen Sohn, meinem Mann und meiner Mutter, die mit mir im wahrsten Sinne des Worts durch dick und dünn gegangen sind und viele Wochenenden und Abende ohne mich auskommen mussten. Danke für Euer Verständnis und Eure Geduld!

Meiner Kollegin und Freundin Paula, die mir den „Buch-Floh" ins Ohr gesetzt hat und ohne deren Anregung dieses Buch jetzt nicht existieren würde.

Meiner Ärztin Dr. Imma Müller-Hartburg, die mich an den Goldegg Verlag und an Frau Verena Minoggio weiterempfohlen hat und ohne deren Engagement und Glauben an mich und das Projekt dieses Buch nicht vorliegen würde.

Verena Minoggio, Valentina Bruns, der Lektorin, und Mag. Elmar Weixlbaumer stellvertretend für alle Mitarbeiter des Goldegg Verlags für ihr bedingungsloses Vertrauen, das sie mir in allen Phasen des Buchprojekts entgegenbrachten und ihren Mut, ein Buch von einer unbekannten „Hobbyschriftstellerin" zu veröffentlichen. Ich kann mir als Autorin keinen besseren Verlag wünschen und kein konstruktiveres Arbeitsklima vorstellen!

Dr. A. R. aus Wien (er weiß, dass er damit gemeint ist), dessen nachdrückliche Ermahnung der Anstoß zu einem länger andauernden Nachdenkprozess und damit Auslöser zu meiner Lebensumstellung war. Ohne ihn würde ich zweifellos heute nicht dort stehen, wo ich bin.

Meinen Freundinnen Margot und Betty gebührt besonderer Dank für das ausdauernde Korrekturlesen, die vielen guten Tipps und Anregungen, für ihre treue Freundschaft – und für alles andere … .

Meinen Freunden Anita, Angela, Heidi, Regina, Peter M., Lissy, Wolfgang, Susi, Felix B., Felix D., Sabine, Barbara F., Reini, Conny, Peter und Bettina sowie Petra in Hamburg und Claudia in Köln für ihre stets inspirierenden Motivationsmails und Anrufe, die mich in manch schwacher Stunde zum Weitermachen und Durchhalten ermutigt haben, und für ihren Glauben an mich und dieses Projekt.

Herrn Mag. Josef Gracher für das kurzfristige Korrekturlesen und die vielen guten Tipps und Ergänzungen zum Manuskript.

Meiner Osteopathin Gerlinde Kellner dafür, dass sie mich immer wieder „zurechtbiegt" und so dafür sorgt, dass ich auch weiterhin in den hinteren Rängen bei diversen Wettbewerben aufscheinen kann. Ganz besonders aber, dass sie meine Ansicht über das Ausmaß und den Umfang meiner sportlichen Leistungen etwas zurechtgerückt hat.

Marcus Renn für die tolle Gestaltung meiner neuen Homepage und seine vielen guten Tipps rund ums Buch.

Felix Denk, der sich meiner erbarmt und neue Fotos

von mir angefertigt und im Anschluss daran dennoch nicht beschlossen hat, seinen Beruf zu wechseln.

Meiner Zahnärztin Dr. Jutta Bünzli und ihren beiden Assistentinnen dafür, dass sie schon in der Anfangsphase dieses Projekts an mich geglaubt und fest davon überzeugt waren, dass ich es schaffen würde, ein Buch zu schreiben. Ganz besonders jedoch dafür, dass sie es sind, die mir nach vielen Jahren mit Charme und Fachkompetenz die ewige Angst vor den Zahnarzt-Besuchen genommen haben!

Unserem Hausarzt MR Dr. Hans Bendl und seinem Team für die stets kompetente und überaus freundliche medizinische Betreuung.

All meinen Freunden und Arbeitskollegen, die mich in jeder Phase meines Lebens immer so akzeptiert haben, wie ich war, und stets den Menschen in mir gesehen und an mich geglaubt haben, ganz egal, was ich gerade getan oder geplant habe, und ganz egal, wie dick oder dünn ich auch gewesen sein mag.

Und nicht zuletzt: Meinem Co-Autor und lieben Freund Philipp Gracher dafür, dass er bei diesem Projekt mitgemacht hat. Ganz besonders jedoch, dass er es mit einer unwiderstehlichen Mischung aus Hartnäckigkeit, Fachwissen und Kärntner Charme geschafft hat, aus dem bekennenden Sofa-Surfer und Couch-Potato doch noch einen sportlichen Menschen zu machen. Dafür kann ich Dir nicht genug danken! Erst durch Dich ist mir bewusst geworden, dass Sport auch Spaß machen kann!

Alexandra Silber

Meinen Eltern Gerhild und Josef Gracher, die mich seit meiner Kindheit immer bei der Verwirklichung all meiner Ideen und Projekte unterstützen und an mich glauben, ganz egal, was ich auch immer plane oder vorhabe. Sie geben mir stets ihre bestmögliche Unterstützung und bestärken mich in meinem Weg. Dafür möchte ich mich bei meinen Eltern auf das Herzlichste bedanken!

Allen Mitarbeitern des Goldegg Verlags, insbesondere Frau Verena Minoggio, Valentina Bruns, unserer Lektorin, und Herrn Mag. Elmar Weixlbaumer für ihr Vertrauen und die Ermöglichung dieses Buchs! Es hat großen Spaß gemacht, mit Ihnen zusammenzuarbeiten!

Dem Schicksal ist es vermutlich zu verdanken, dass ich Alexandra begegnet bin und sie ein Stück ihres Wegs begleiten durfte. Ich möchte ihr für ihren Einsatz und ihr motiviertes Umsetzen meiner Bewegungsvorschläge danken. Während unserer Zusammenarbeit konnte ich viel lernen und würde jetzt auch keine Dankesworte in unserem gemeinsamen Buch schreiben können, wenn sie nicht diesen Tatendrang an den Tag gelegt hätte. Ich danke dir, Alexandra, dass ich mit dir zusammen dieses Buch schreiben durfte.

Mag. Philipp Gracher

Trainingsplan

(Mehr-) Wochenplanung, zeitliche und inhaltliche Struktur

Zeitraum: Kalenderwoche 17 bis 20; 2009

Tag	Mittel	Trainingsinhalt	Wochenumfang			
			1.W	2.W	3.W	4.W
MO	Nordic Walk.	Ausdauertraining nach der Dauermethode im Trainingsbereich A1: Nach Aufwärmen 45 min zügiges und gleichmäßiges Gehen mit aktiven Armeinsätzen ohne Pause. Pulskontrolle laut Empfehlung. Nach 2 Wochen Dauer um 5 min erhöhen. Anschließend Stretching.	55´	55´	60´	40´
DI		Trainingsfrei				
MI	Theraband©	Kräftigungstraining: Muskelfunktionstraining mit dem Theraband© 8 ausgewählte Übungen zu je 25 Wiederholungen und 2 Serien.	45´	45´	45´	45´
DO	Lauf	Techniktraining Laufen; Anschließend Ausdauertraining nach der Wechselmethode: Einminütige Belastungen in A1 wechseln mit einminütigen Erholungspausen im langsamen Gehen. 10 Intervalle - nach der ersten Woche Erhöhung der Belastungsdauer um je eine Minute, bei gleicher Erholungspase.	25´	30´	40´	30´
FR		Trainingsfrei				
SA	Rad	Ausdauertraining nach der Wechselmethode in A1 u A2: 10 min in A1, anschließend 2 min in A2; 3 Intervalle. In der 2. Woche die Zeitdauer in A2 um je eine Minute erhöhen. Anschließend langsam ausfahren. Anschließend Stretching.	40´	45´	50´	30´
SO		Trainingsfrei				
		Trainingsumfang pro Woche (h:mm)	2:45	2:55	3:15	2:25

Literaturverzeichnis & Literaturempfehlungen

Bachl, Nobert/Schwarz, Werner/Zeibig, Johannes (2006). Fit ins Alter – mit richtiger Bewegung jung bleiben. Springer Verlag

Fehrer, Roswitha (2005). Das 5-Elemente-Kochen im Einklang mit den Jahreszeiten, Verlag Ennsthaler

Fuchs, Christa/Harrer, Gudrun (1999). Als Oma im Keller Quargel aß oder unser nicht alltäglich Brot. Auch ein Kochbuch, Mandelbaum Verlag

Fuchs, Christa/Harrer, Gudrun (2005). Besoffene Kapuziner: Und andere Rezepturen zur kulinarischen Verbesserung Mitteleuropas, Mandelbaum Verlag

Glattauer, Daniel. (2009). Die Typologie der Vanillekipferl-Esser, Deuticke Verlag

Haider, Willi/Wagner, Christoph (2005). Die steirische Küche – 600 traditionsreiche und zeitgemäße Rezepte, Styria Verlag

Hazan, Marcella (2003). Die klassische italienische Küche, Wilhelm Heyne Verlag

Hornfeck, Susanne /Ma, Nelly (2002). Chinesische Hausmittel – Heilwissen aus dem Reich der Mitte, dtv-Verlag

Kempf, Hans-Dieter/Schmelcher, Frank/Ziegler, Christian (2003). Trainingsbuch Thera-Band©, Rowohlt Taschenbuch Verlag GmbH

Klein, Toni (2010). Das Toni Klein Prinzip. Ueberreuter Verlag

Martin, Dietrich/Carl, Klaus/Lehnertz, Klaus (2001). Handbuch Trainingslehre, Verlag Hofmann Schorndorf

Müller, Hannes/Striemitzer, Andreas (2007). Weissensee kulinarisch. Die Speise- und Landkarte einer Region. Bibliothek für Genießer, Krenn Verlag

Müller-Wohlfahrt, H.-W./Schmidtlein von Zabert, Oliver (2007). Besser trainieren! Verlag Zabert Sandmann

Neumann, Georg (2003). Ernährung im Sport, Meyer & Meyer Verlag

Pernkopf, Ingrid (2006). Weihnachtsbäckerei aus Österreich, Pichler Verlag – Das ist jenes Buch, das mich zu den 14 Sorten Weihnachtsbäckerei inspiriert hat. Von dieser Autorin sind einige weitere empfehlenswerte Bücher erschienen.

Pokan, Rochus/Förster, Holger/Hofmann, Peter/Hörtnagl, Helmut/Ledl-Kurkowski, Eveline/Wonisch, Manfred (Hrsg.) (2004). Kompendium der Sportmedizin – Physiologie, Innere Medizin und Pädiatrie, Springer Verlag

Schneider, Karola (1999). Kraftsuppen nach der Chinesischen Heilkunde, Joy-Verlag

Schneider, Sabine (2000). La bonne grand-mère. Die traditionelle Landküche Frankreichs, edition spangenberg bei Droemer

Weiterführende Links und Adressen

Mehr Informationen über mich, die im Buch angekündigten ergänzenden Detailinformationen meines Co-Autors sowie Tipps rund um Fitness, Wohlbefinden und Laufsport finden Sie unter: www.alexandrasilber.at

Wollen Sie „laufend" etwas Gutes tun? Dann unterstützen Sie die Initiative www.ichlauffuerdich.at. Mit Ihrem Beitrag werden seltene Krankheiten von Kindern erforscht und Medikamente entwickelt. Mit jedem gelaufenen Kilometer erhält die Initiative 1 Euro. www.ichlauffuerdich.at

Der Österreichische dm Frauenlauf® ist der größte Frauenlauf Kontinentaleuropas und zählt zu den bedeutendsten Laufsportereignissen der Welt – nur für Frauen. Mehr zur Online-Anmeldung, zu den kostenlosen unverbindlichen Frauenlauftreffs und zum Newsletter finden Sie hier: www.oesterreichischerdmfrauenlauf.at

Meine Osteopathin Gerlinde Kellner hat Ihre Praxis im 9. Wiener Gemeindebezirk. Sie können sie telefonisch unter +43 (0) 676 597 14 49 oder per e-Mail unter gerlindekellner@web.de erreichen.

Das individuelle und professionelle Training Ihrer „inneren Glücksbringer" in Form einer innovativen Trainingsmethode mit Philipp Gracher finden Sie auf: www.mandu.at; www.vitalcenter.cc

Die Autorin und der Autor

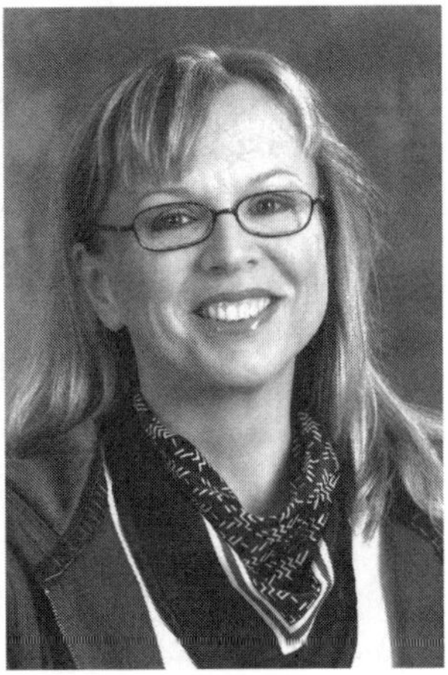

Alexandra Silber hatte schon von Kindheit an ein etwas zwiespältiges Verhältnis zu Bewegung und Sport, dafür aber eine ausgeprägte Vorliebe für alles, was ungesund ist und dick macht. So waren Gewichtsprobleme die logische Konsequenz.

Nach einem Arztbesuch und drohender Midlifecrisis hat die Autorin jedoch ihr Leben in die Hand genommen und sich nach und nach von schlechten Angewohnheiten befreit und ihr Leben „erleichtert".

Alexandra Silber beweist mit diesem Buch, dass Gewichtsreduktion und Genuss nicht unbedingt im Widerspruch zueinander stehen müssen. Sie beschreibt offen und mit viel Humor, dass eine Gewichtsreduktion und der Aufbau von Muskeln und Kondition auch für untrainierte Menschen keine unerreichbaren Ziele sind – und zwar auf natürlichem Weg und abseits von Wundermitteln und Superdiäten. Die Autorin hat ihr Leben dadurch sogar um wertvolle neue Facetten bereichert und neuen Spaß und Lebensfreude gewonnen.

Sie hat dieses Buch geschrieben, weil sie andere Menschen davon überzeugen möchte, dass es lohnend ist, den inneren Schweinehund zu besiegen. Vor allem ist sie der Meinung, dass es nie zu spät ist, mit einem gesünderen und sportlicheren Lebenswandel zu beginnen!

Alexandra Silber lebt und arbeitet seit vielen Jahren in Wien, ist verheiratet und hat einen Sohn.

Mehr über die Autorin und ergänzende Tipps zu diesem Buch finden Sie auch unter www.alexandrasilber.at.

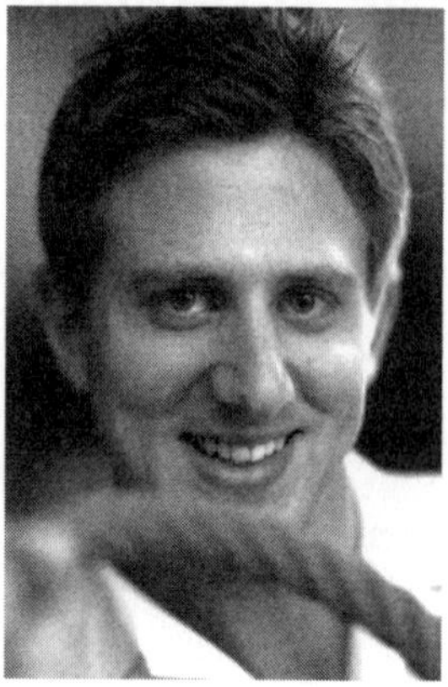

Mag. Philipp Gracher, gebürtiger Kärntner, studierte an der Universität Wien Sportwissenschaften und Prävention. Er ist Lehrwart für Leichtathletik und betreut Sportgruppen rund um den Golfsport. Er arbeitete von 2006 bis 2010 als Personal Trainer im Fitnessbereich. In seiner Tätigkeit als UNIQA VitalCoach begleitet er seit 2007 im Bereich der sportwissenschaftlichen Beratung seine Kunden in Gesundheitsfragen und erarbeitet mit ihnen aktive Bewegungsprogramme. Weiters ist er UNIQA VitalBilanz Berater im Bereich der betrieblichen Gesundheitsförderung.

Der Autor publizierte im Österreichischen Journal für Sportmedizin. Seit 2010 ist er Premium Coach und Leiter von M.A.N.D.U. in Wien. Dieses innovative Lifestyleworkout, das eine perfekte Mischung aus Personal Coaching und effizienten High-Tech-Geräten darstellt, fördert die Gesundheit, macht fit und schlank. Weitere Informationen finden Sie auf www.mandu.at.